Inhalt

Fieber	88
Gallenprobleme	89
Gehirnerschütterung	90
Gelenkbeschwerden	91
Gewichtsprobleme	93
Halsschmerzen	93
Hämorrhoiden	94
Hautprobleme	94
Herpes	95
Herzbeschwerden	95
Hitzewallungen	97
Hüftbeschwerden	97
Husten	98
Immunsystem, geschwächtes	98
Kniebeschwerden	98
Kopfschmerzen	100
Krampfadern	102
Magenbeschwerden	102
Menstruationsbeschwerden	104
Migräne	104
Nackenbeschwerden	105
Nebenhöhlenbeschwerden	106
Nervenschmerzen im Gesicht	106
Niedergeschlagenheit	107
Nierenbeschwerden	107
Ohrenbeschwerden	108
Parodontose	109
Prämenstruelles Syndrom	110
Rheumatische Beschwerden	110
Rückenbeschwerden	110
Schlafstörungen	112
Schnarchen	113
Schwindel	114
Übelkeit	114
Verstopfung	115
Wadenkrämpfe	115
Wunden	116
Zahnbeschwerden	117

Das Strömen von Kindern

Das Strömen von Kindern	118
Linderung leicht gemacht	119
Kinderbeschwerden von A-Z	120

SERVICE

Zum Nachschlagen	122
Bücher, die weiterhelfen	122
Adressen und Links, die weiterhelfen	123
Sachregister	124
Impressum	127

DIE AUTORINNEN

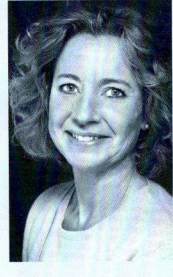

Nicola Kessler kommt als staatlich anerkannte Masseurin und medizinische Bademeisterin ursprünglich aus dem schulmedizinischen Bereich. Auf der Suche nach ganzheitlichen Behandlungsmethoden belegte sie in den 80er Jahren ihr erstes Jin Shin Jyutsu-Seminar bei Mary Burmeister. Jin Shin Jyutsu überzeugte sie so sehr, dass sie diese Heilkunst erlernte und viele Jahre in Reha-Kliniken praktizierte. Seit der Geburt ihrer Tochter 1991 arbeitet Nicola Kessler in einer eigenen Praxis am Tegernsee. Ihr Behandlungsschwerpunkt ist Jin Shin Jyutsu. Außerdem bietet sie DIE VERTIKALE BALANCE©, Tachyon-Energiearbeit sowie verschiedene Arten von Massagen und Kinesiologie an.

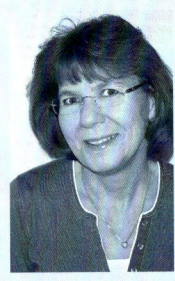

Christiane Kührt arbeitet als freie Journalistin und Autorin. Sie hat zahlreiche Bücher für den Gräfe und Unzer Verlag geschrieben. Seit der Geburt ihrer beiden Kinder beschäftigt sie sich intensiv mit alternativen Heilmethoden. Die Heilkunst des Jin Shin Jyutsu praktiziert sie als Selbst- und Familienhilfe bereits seit vielen Jahren mit Erfolg. Sie besucht regelmäßig Seminare und Übungsabende.

EIN WORT ZUVOR

Sie sind auf der Suche nach einer Alternative zur Schulmedizin? Ihnen wird mehr und mehr klar, dass der Mensch nicht auf seine Krankheitssymptome reduziert werden kann, sondern als Ganzes, auch mit seinen täglichen Freuden und Sorgen, betrachtet werden muss? Sie suchen deshalb vielleicht eine Heilmethode, die Ihrem ganzen Körper guttut, die keine Nebenwirkungen hat, die kein Geld, sondern nur täglich ein paar Minuten Zeit kostet? Eine Heilkunst, die ganz einfach zu erlernen ist, die Sie selbst und ohne Therapeuten anwenden können? Dann ist Jin Shin Jyutsu – »Strömen« – genau das Richtige für Sie.

Jin Shin Jyutsu ist kein Wellnesstrend. Es ist vielmehr das uralte Wissen um die Heilkraft der Hände und die Selbstheilungskraft des Körpers. Und es geht darum, sich selbst und den eigenen Körper besser kennen und verstehen zu lernen.

Die Jin Shin Jyutsu-Philosophie geht davon aus, dass Beschwerden und Krankheiten durch blockierte Energie entstehen. Über sogenannte Energiepunkte, von denen es 26 auf dem Körper gibt, lassen sich diese krank machenden Blockaden lösen, sodass die Energie wieder fließen kann. Dabei werden die Energiepunkte nicht massiert oder gedrückt, sondern lediglich leicht mit den Fingern berührt. Zum Strömen brauchen Sie also nichts weiter als Ihre Hände, diesen Ratgeber mit dem Folder für Erste Hilfe bei Notfällen und täglich ein paar Minuten Zeit.

Ergreifen Sie die Gelegenheit und lernen Sie diese faszinierend einfache Heilkunst. Wo sonst bekommen Sie heute noch eine wirksame Gesundheitsvorsorge, die Sie nichts kostet, die bei zahlreichen Beschwerden hilft und dazu noch Vitalität und Ausgeglichenheit bringt? Machen Sie es wie wir: Nehmen Sie Ihre Gesundheit in die eigenen Hände!

Nicola Kessler
Christiane Kührt

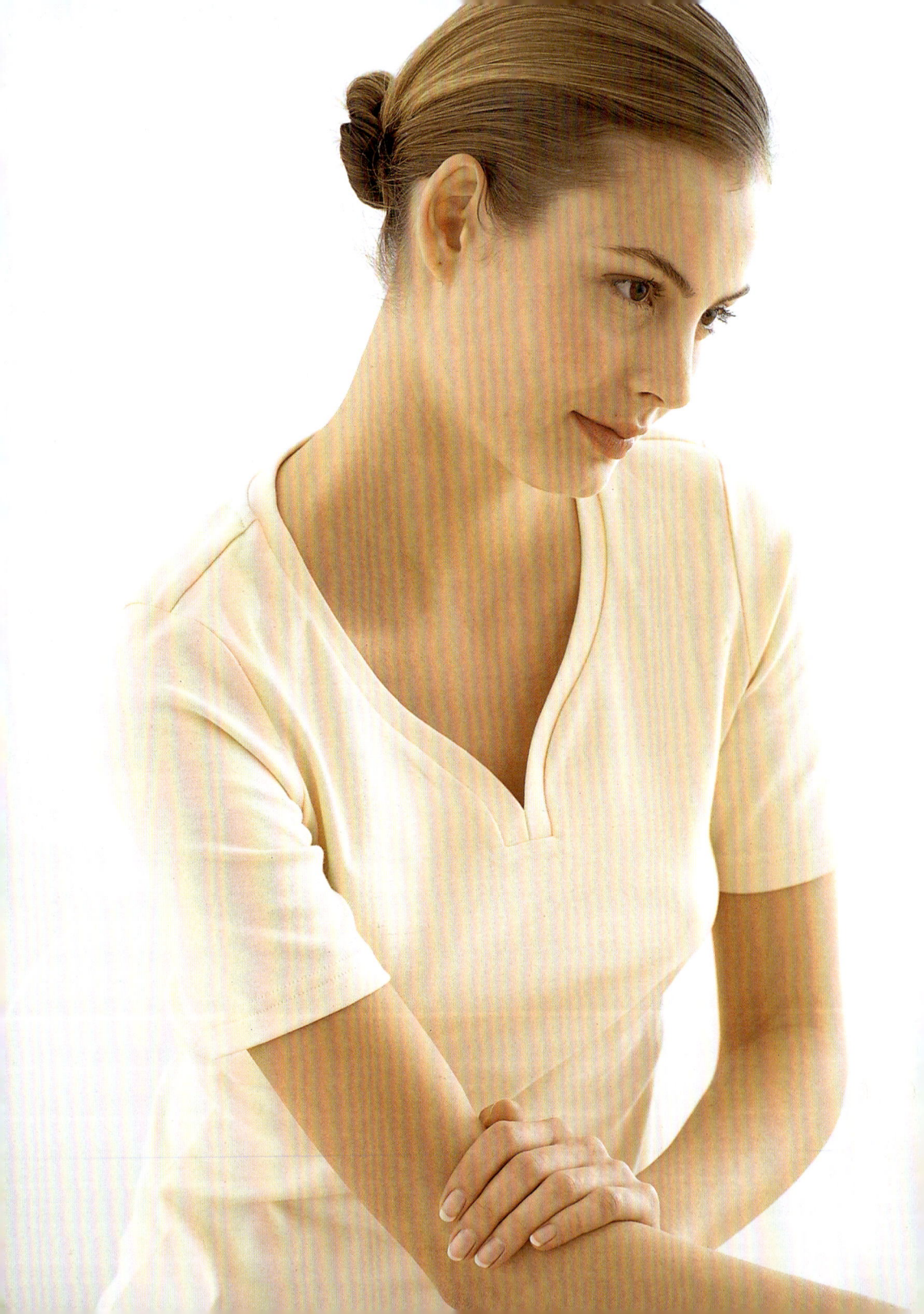

DIE KUNST, SICH SELBST ZU HELFEN

Sobald Sie instinktiv Ihre Hand auf eine schmerzende Stelle des Körpers legen, aktivieren Sie bereits Ihre Selbstheilungskräfte. Mit Jin Shin Jyutsu beeinflussen Sie Ihre Körperenergie ganz gezielt.

Eine Heilkunst mit Geschichte		8
Die heilende Kraft der Hände		12
Eine Physio-Philosophie		16
Strömen: Gesundheitsvorsorge für jeden		24

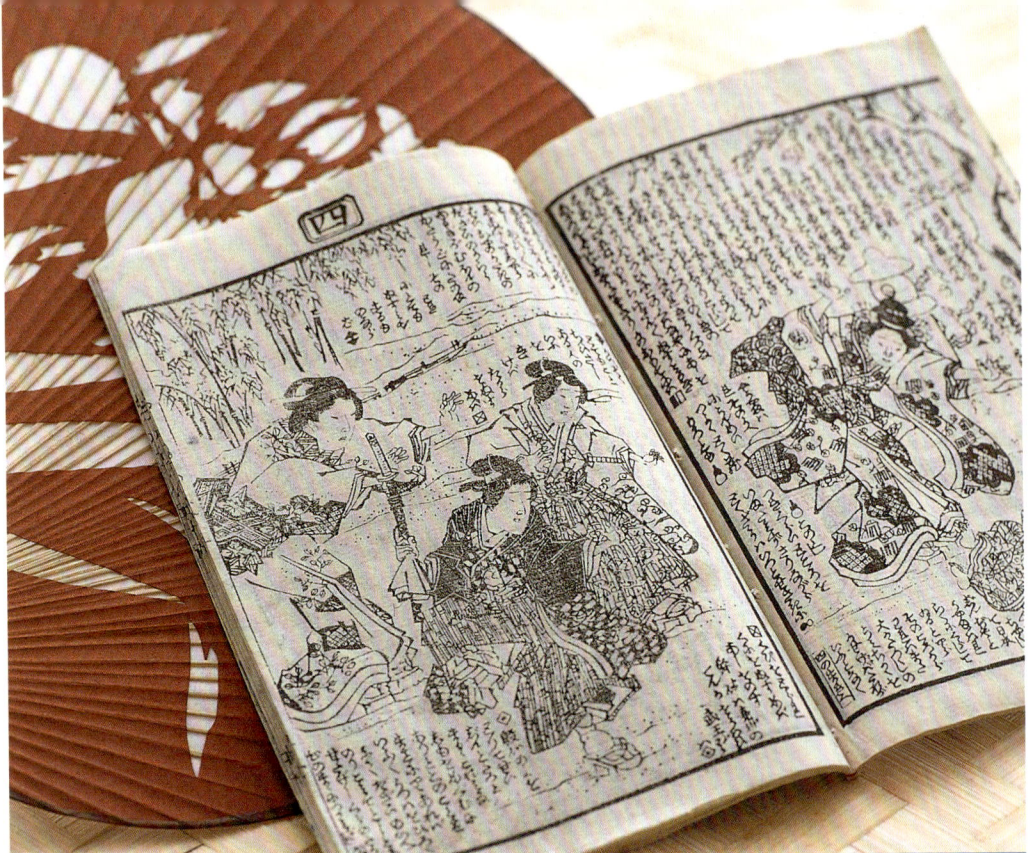

Eine Heilkunst mit Geschichte

Das Wissen um die Heilkraft der Hände ist schon Tausende von Jahren alt und in vielen Kulturen zu Hause. Je mehr dieses Wissen zunahm und sich ausbreitete, desto unterschiedlichere Methoden wurden entwickelt. Viele flossen in bereits bestehende Heilmethoden ein. Manche gerieten auch in Vergessenheit, so wie die Grundlagen der Heilkunst des Jin Shin Jyutsu, bis sie von einem jungen Japaner zu Beginn des 20. Jahrhunderts wiederentdeckt und weiterentwickelt wurden.

Der Grundgedanke des Jin Shin Jyutsu – ebenso wie anderer traditioneller Heilmethoden – ist, dass Energie den Körper durchfließt. Wird dieser Energiefluss gestört, entstehen Blockaden, die nicht nur das Wohlbefinden beeinträchtigen, sondern sogar krank machen können. Jin Shin Jyutsu löst durch das sanfte Auflegen der Finger auf bestimmte Körperpunkte diese Blockaden und stimuliert damit den Energiefluss.

Jiro Murai – Begründer des Jin Shin Jyutsu

Jiro Murai wurde 1886 als Sohn eines wohlhabenden Arztes im japanischen Taiseimura geboren. Sein großer Bruder setzte die Familientradition fort und studierte Medizin. Murai hingegen wurde Seidenraupenzüchter. Er war ein leichtlebiger junger Mann, der sich dem übermäßigen Essen und Trinken hingab. Im Alter von 26 Jahren wurde er so schwer krank, dass die Ärzte ihn schließlich als unheilbar aufgaben.

Das veranlasste Jiro Murai, sich mit den großen Meistern der Geschichte zu befassen. Er hatte gelesen, dass manche von ihnen durch Meditation und die Heilkraft der Hände Wunder erfahren hatten. Schließlich bat er seine Familie, ihn auf eine Berghütte zu tragen und acht Tage dort allein zu lassen. In dieser Zeit fastete und meditierte er und probierte verschiedene Fingerpositionen, sogenannte Mudras, an sich aus (Seite 36). Er war fasziniert von dem, was mit ihm passierte: Immer wieder verlor er das Bewusstsein. Und von Tag zu Tag wurde ihm kälter, bis ihn auf einmal eine unglaubliche Hitzewelle erfasste. Nach dieser Hitze, so berichtete er später, empfand er plötzlich große innere Ruhe. Als seine Familie wieder zu ihm kam, war er gesund. Nach dieser Erfahrung widmete Murai sein Leben dem Heilen.

Das innere Gleichgewicht wiedererlangen

Aus seinem eigenen Leiden gewann Jiro Murai die Erkenntnis: Krankheiten entstehen aus einem Mangel an innerer Harmonie. An sich selbst hatte er erfahren, dass es mit bloßen Händen möglich ist, diese Harmonie wiederzufinden. Das war für ihn der Anlass, die Menschen und ihre Krankheiten zu erforschen.

MUDRAS: HEILENDE GRIFFE

Durch das Verbinden, Beugen und Strecken bestimmter Finger soll die Energie im Körper wieder ungehindert fließen. Mudras haben in vielen Kulturen eine lange Tradition.

JIN SHIN JYUTSU UND REIKI: WO LIEGEN DIE UNTERSCHIEDE?

Sowohl Jin Shin Jyutsu als auch Reiki sind japanische Heilkünste. Bei beiden geht man davon aus, dass Lebensenergie im Fluss sein muss, damit der Mensch gesund bleibt. Reiki arbeitet mit Chakren, Symbolen und Lebensregeln, der Energiefluss kann nur durch Einweihungen, die ein Reiki-Meister durchführt, aktiviert werden. Bei Jin Shin Jyutsu sind es 26 Energiepunkte, über die sich Blockaden lösen lassen. Diese Punkte helfen auch, Ursachen für Beschwerden und damit sich selbst zu erkennen. Jin Shin Jyutsu kann jeder ohne Vorwissen an sich selbst ebenso wie an anderen anwenden.

Jiro Murai suchte nach den Ursachen für Disharmonien, die den Energiefluss stören. Aufgrund seiner Erfahrungen, verbunden mit den Kenntnissen und dem Wissen der alten Meister, entwickelte Murai seine Heilkunst, die er später Jin Shin Jyutsu nannte. Dabei werden Blockaden durch das sanfte Auflegen der Hände auf bestimmte Energiepunkte gelöst.

Die Bibliothek des Kaisers

Neben seinen langjährigen praktischen Studien gewann Murai seine Einsichten und Erkenntnisse durch das Studium unterschiedlicher, teils uralter Quellen. Zu diesem Zweck stand ihm auch die kaiserliche Bibliothek zur Verfügung, deren Benutzung ihm der japanische Kaiser als Dank für seine Behandlung erlaubte. In dieser wahren Schatztruhe alten Wissens fand er das »Kojiki«, das »Buch der alten Dinge«. Was in diesen Texten zu den traditionellen Heilkünsten stand, überprüfte Jiro Murai in der Praxis. Er beschäftigte sich lange Zeit mit den Obdachlosen und Armen Tokios, studierte und behandelte ihre Krankheiten. Später reiste er durch Japan und zeichnete seine Studien unermüdlich auf.

Auch wenn Murai zeit seines Lebens Japan nicht verließ, wollte er dennoch sein Wissen möglichst vielen zugänglich machen. Er suchte deshalb nach einem Menschen, der seine Kunst in die Welt trug. Als er Mary Burmeister kennenlernte, wusste er, dass sie die Richtige für seine Mission war.

Der Weg nach Amerika

Mary Burmeister, eine Amerikanerin japanischer Abstammung, wurde 1918 in Seattle im US-Staat Washington geboren. Mitte der 40er Jahre ging sie nach Japan, um als Übersetzerin zu arbeiten und Diplomatie zu studieren. Im Hause eines gemeinsamen Freundes begegnete sie Jiro Murai. Der war von der intelligenten jungen Frau sofort angetan und stellte ihr die schicksalsträchtige Frage: »Möchten Sie bei mir etwas lernen, das Sie als Geschenk aus Japan mit nach Amerika nehmen können?« Als Mary lapidar mit »Ja« antwortete, wusste sie noch nicht, dass dieses Wort ihr Leben verändern sollte. Zwölf Jahre lernte Mary Burmeister bei Jiro Murai. Sie wurde nicht nur seine Schülerin, sondern auch Botschafterin des Strömens und brachte die Kunst des Jin Shin Jyutsu zunächst in die USA, später nach Europa.

Eine Heilkunst erobert die Welt

1954 zog Mary wieder nach Amerika, begann aber erst 1963 – zwei Jahre nach dem Tod des Meisters Jiro Murai – Jin Shin Jyutsu aktiv auszuüben. Ihre Erkenntnisse und Erfahrungen brachten die Heilkunst Schritt für Schritt weiter. Nach Mary Burmeister ist Jin Shin Jyutsu als Heilkunst, und nicht als festgefahrene Heilmethode zu sehen. Eine Kunst, so betonte sie, erfordert viel Verständnis, ist kreativ, bleibt also offen für Neues. Unermüdlich trug sie dieses Wissen durch ihre Schüler in die Welt. Heute gibt es in über 20 Ländern Jin Shin Jyutsu-Therapeuten, von denen viele noch von Mary Burmeister selbst unterrichtet wurden. Jeder, der mit Jin Shin Jyutsu in Berührung kommt, wird immer wieder die Worte hören: »Wie Mary sagt, ...«. Die anschauliche Unterrichtsweise, ihre Zitate, Gedanken und Lebensweisheiten sind in dem Buch »What Mary says ...« von ihren Schülern veröffentlicht worden (Seite 122). Mary Burmeister ist der Inbegriff der Jin Shin Jyutsu-Physio-Philosophie. Bis zu ihrem Tod im Januar 2008 lebte sie in Scottsdale, Arizona. Dort gründete sie auch die Jin Shin Jyutsu-Zentrale, welche weltweit alle Jin Shin Jyutsu-Aktivitäten wie Vorträge, Seminare, Aus- und Fortbildungen koordiniert (Adresse Seite 123).

»JIN SHIN JYUTSU« WÖRTLICH

»Jin«: wissender, mitfühlender Mensch, »Shin«: Schöpfer, »Jyutsu«: Kunst. Ursprünglich als »Kunst des Schöpfers durch den mitfühlenden Menschen« übersetzt, interpretierte Mary Burmeister Jin Shin Jyutsu als »die Kunst, mich selbst kennenzulernen« beziehungsweise »Die Kunst, mir helfen zu lernen«.

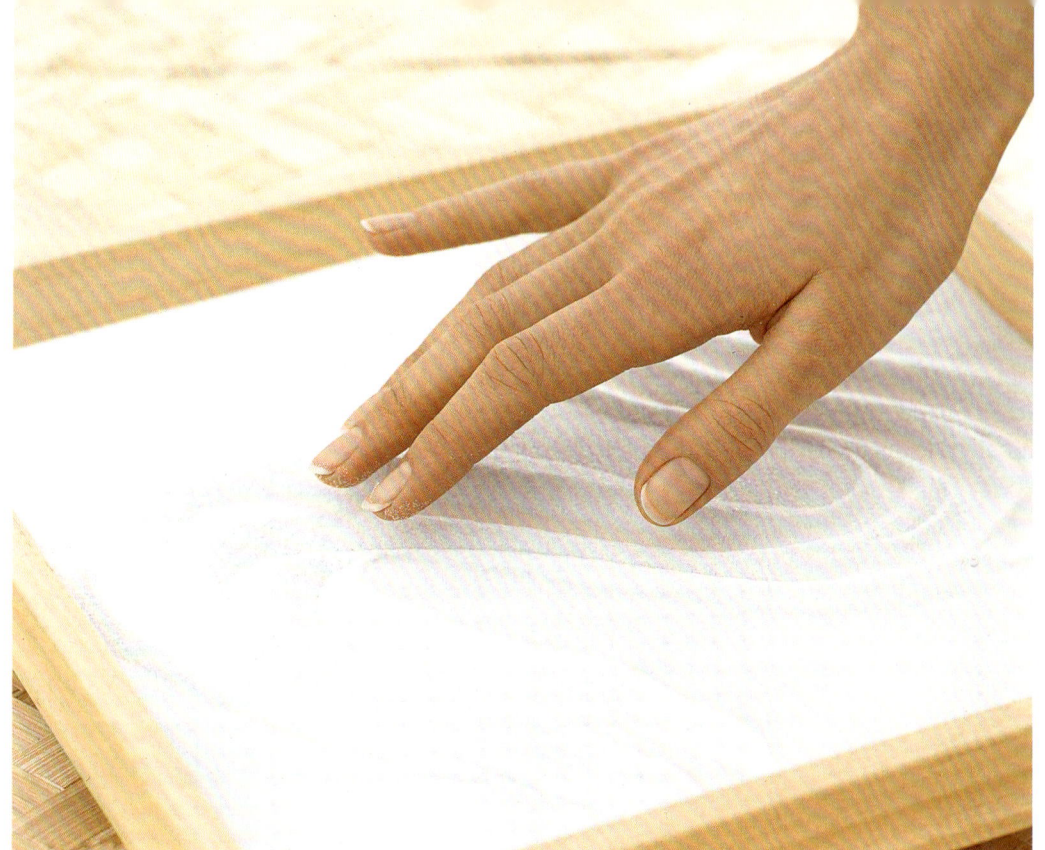

Die heilende Kraft der Hände

Hände sind weit mehr als bloße »Werkzeuge«. Mit ihnen besitzen wir die Fähigkeit zu feinsten Berührungen und Wahrnehmungen. Über sie können wir mit anderen Menschen in Kontakt treten. Jeder erfährt es von klein auf: Berührungen mit den Händen sind wohltuend. Babys werden ruhig, sobald man sie sanft streichelt. Wer traurig ist oder Probleme hat, dem tut es gut, wenn ihm jemand seine Hand tröstend auf die Schulter legt. Außerdem nutzen wir – meist ganz unbewusst – die Heilkraft unserer Hände.

Uralte Kunst des Heilens

Dass die Menschen schon seit Jahrtausenden mit den Händen heilen, dafür gibt es zahlreiche Hinweise. So zeigen Felsenbilder in den Pyrenäen ebenso wie Wandmalereien in ägyptischen Königsgräbern Frauen, die Kranken ihre Hände auflegen. Und etliche Geschichten im Neuen Testament erzählen: Jesus heilte die Menschen mit der Kraft seiner Hände. Den ältesten schriftlichen Beleg für eine Heilmethode, die dem Jin Shin Jyutsu ähnlich war, gibt es etwa um 700 n. Chr. Jiro Murai fand ihn in den Archiven des japanischen Kaiserpalastes: in dem bereits erwähnten »Buch der alten Dinge«. Es ist davon auszugehen, dass es das Strömen früher auch in Europa gab. Aufzeichnungen darüber wurden möglicherweise zu Zeiten der Hexenverfolgung mit verbrannt.

Durch die enormen Fortschritte der Schulmedizin gerieten die alten Heilkünste immer mehr in Vergessenheit, wurden als altmodisch abgetan oder sogar als Aberglaube belächelt. Erst in den letzten Jahren besinnen sich viele wieder auf ursprüngliche Behandlungsmethoden, die – anders als oft die Schulmedizin – nicht nur die Symptome, sondern auch die Ursachen einer Krankheit berücksichtigen, die Körper und Psyche als Einheit sehen. Das Auflösen von Blockaden durch das Auflegen der Hände, wie beim Jin Shin Jyutsu praktiziert, ist dabei wohl eine der ältesten ganzheitlichen Heilmethoden.

Instinktives Wissen

Die heilende Wirkung der Hände spüren Sie, sobald Sie sich bei Kopfschmerzen instinktiv die Stirn halten, bei Bauchkrämpfen die Hände auf den Bauch oder bei Rückenschmerzen in die Hüften legen. Das ist einfach angenehm. Sobald Sie Ihre Hände jedoch nicht nur kurz auf die schmerzende Stelle legen, sondern sie eine Weile dort liegen lassen, spüren Sie, wie sich das angenehme Gefühl ausbreitet. Vielleicht können Sie auch wahrnehmen, wie die Energie wieder zu fließen beginnt, wie sich Blockaden lösen. Und bereits nach kurzer Zeit geht es Ihnen besser. Probieren Sie es beim nächsten Mal einfach aus und lernen Sie so ganz nebenbei Ihre erste Lektion Jin Shin Jyutsu…

Intuition leitet unsere Hände

Gibt es vielleicht bestimmte Stellen an Ihrem Körper, auf denen Ihre Hände besonders häufig ruhen? Dann ist dies möglicherweise ein Zeichen dafür, dass hier der Energiefluss blockiert ist. Denn oftmals legt man ganz intuitiv seine Hände dort auf, wo gerade Energie benötigt wird. Ab Seite 48 lernen Sie die Energiepunkte kennen, über die sich Blockaden lösen lassen. Dort können Sie nachlesen, welche Organe, Körperregionen und Emotionen den einzelnen Energiepunkten zugeordnet sind.

Die Energie der Hände spüren und messen

Unsere Hände sind so sensibel, dass die Fingerbeere den Druck eines Gegenstandes wahrnehmen kann, der sich nur ein hundertstel Millimeter in die Haut hineindrückt. Neben diesen Druckrezeptoren gibt es ebenso hochempfindsame Rezeptoren für Berührung, Spannung, Kitzel, Temperatur und Vibration. Weil unsere Hände so empfindlich sind, lässt sich durch sie auch spüren, wie Energie fließt. Probieren Sie es doch gleich mal aus: Halten Sie die Innenflächen Ihrer Hände im Abstand von ein bis zwei Zentimetern für etwa eine Minute aneinander. Fühlen Sie die Energie, die sich als Wärme und Kribbeln zeigt?

DAS WUNDERWERK HAND

Nur der Mensch kann einen hauchdünnen Faden durch ein Nadelöhr fädeln, Werkzeuge fertigen und tonnenschwere Steinblöcke zu Pyramiden aufschichten. Ohne die wunderbare Konstruktion unserer Hände wäre dies einfach nicht möglich: Mehr als 17.000 Fühlkörperchen und winzige Nervenenden in den Händen lassen uns jede noch so leichte Berührung wahrnehmen. Und 27 Knochen sowie 33 Muskeln verschaffen den Händen eine einzigartige Beweglichkeit. Hatten Sie schon einmal eine Hand in Gips? Dann wissen Sie sicher noch, wie eingeschränkt Sie waren und für welche scheinbaren Kleinigkeiten Sie Hilfe benötigten. Die Hände sind aber auch Spiegel der Seele: Fürchten wir uns, werden sie kalt und feucht. Sind wir nervös, werden die Hände unruhig. Haben wir Widerwillen gegen etwas, verkrampfen sich die Finger. Und wenn uns etwas richtig erschreckt, werden sie zittrig.

Wissenschaftliche Beweise durch Infrarotanalytik

In der Schulmedizin gibt es heute in der Regel zu jeder Krankheit und Behandlungsmethode zahlreiche wissenschaftliche Untersuchungen mit einem reichen Fundus an Studienergebnissen. Langsam kommt auch die wissenschaftliche Erforschung alternativer Heilmethoden in Bewegung. Für Jin Shin Jyutsu bedeutend sind die Erkenntnisse des Biophysikers Professor Dr. Fritz Albert Popp aus Neuss und des Ganzheitsmediziners Dr. med. Klaus-Peter Schlebusch, Essen. Ihnen gelang es, durch eine Infrarotkamera die heilsame Wirkung der Hände darzustellen. Mithilfe eines speziell entwickelten Softwareprogramms machen die beiden Wissenschaftler die Wärmeabstrahlung des menschlichen Körpers bis auf ein Zehntel Grad Celsius genau auf dem Computerbildschirm sichtbar. Dabei werden unterschiedliche Temperaturen als verschiedene Farbnuancen auf dem Monitor dargestellt. Farbabweichungen an bestimmten Körperstellen, so zeigen ihre Studien, weisen auf gesundheitliche Störungen hin. Auf einer Pressekonferenz demonstrierten sie im November 2002 ihre Methode der Infrarotanalytik. Die Infrarotkamera zeigte die Aufnahme einer anwesenden Journalistin, die stark erkältet war und unter Halsschmerzen litt. Anhand der Infrarotbilder konnte man deutlich Störfelder im Bereich des Gesichts erkennen. Nun hielt eine Therapeutin ihre Hände an den Ohrbereich der Patientin. Bereits nach acht Minuten erreichte das ursprüngliche Störfeld wieder den normalen Farbwert. Die Journalistin gab an, sich deutlich besser zu fühlen.

2004 machten die beiden Wissenschaftler erstmals eine Akupunkturleitbahn sichtbar: Durch einen Wärmereiz konnten sie mithilfe von Infrarotaufnahmen den Verlauf des Blasenmeridians im Körper eines Menschen zeigen. Und Energieleitbahnen spielen auch bei Jin Shin Jyutsu eine wichtige Rolle.

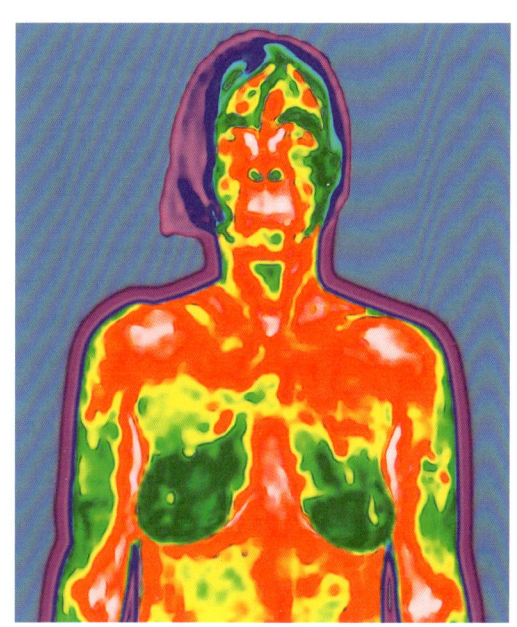

Jeder Körperbereich hat eine bestimmte Körperabstrahlung. Infrarotbilder machen Temperaturen und Störfelder durch unterschiedliche Farbnuancen sichtbar.

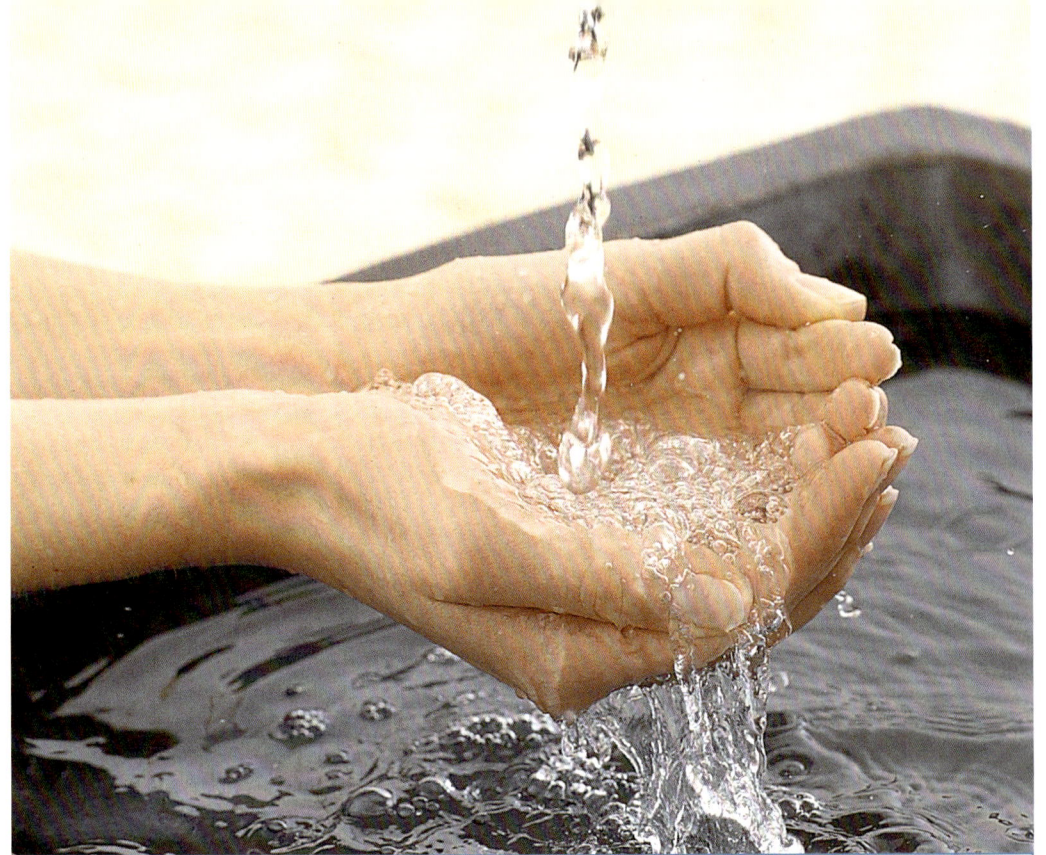

Eine Physio-Philosophie

Ein wichtiger Grundgedanke des Jin Shin Jyutsu ist in fast allen ursprünglichen Heiltraditionen zu finden: Es gibt eine Energie, die jedes Lebewesen durchdringt und Leben spendet. Im Griechenland der Antike hieß diese Energie »pneuma«, die Hindus nennen sie »Prana«, die Chinesen »Chi« und die Japaner »Ki«. Egal ob Ayurveda, Traditionelle Chinesische Medizin oder eben Jin Shin Jyutsu: All diese Heilkünste gehen davon aus, dass die Lebensenergie eines Menschen immer gleichmäßig im Fluss sein soll.

So entstehen Blockaden

Es reichen schon kleine Unstimmigkeiten, um den Fluss der Lebensenergie aus der Balance zu bringen und Energiepunkte zu blockieren. Das energetische Gleichgewicht kann zum einen von außen gestört werden, etwa durch einseitige Ernährung, übermäßigen Alkohol- oder Nikotingenuss oder zu wenig Schlaf. Auch Wettereinflüsse, Stress aller Art, Unfälle, Gifte und Medikamente lassen den Energiefluss stocken. Nach Jiro Murai sind zudem anhaltende negative Gefühle wie Sorge, Angst, Wut, Kummer und Trauer für Blockaden im Fluss der Energie verantwortlich. Auch wer immer lacht, obwohl ihm eigentlich nicht danach zumute ist, wer sich also ständig verstellt, der bekommt oftmals Beschwerden und wird nicht selten irgendwann krank.

ENERGIE MUSS FLIESSEN

Wie das Blut in den Blutbahnen seinen Kreislauf durch unser Inneres macht, so fließt die Lebensenergie über sogenannte Energiebahnen gleichmäßig durch den Körper. Aus der Akupunktur kennen Sie solche Energiebahnen vielleicht schon unter der Bezeichnung »Meridiane«. Staut sich die Lebensenergie im Körper, bekommt der Organismus Probleme – genauso wie in dem Fall, wenn sich das Blut in seinem Kreislauf staut.

Der Körper macht auf sich aufmerksam

Sind die Energieströme des Körpers also in ihrem Fluss behindert oder gar blockiert, gerät die energetische Balance aus dem Lot, und der Mensch wird krank. Diejenigen, die sensibel mit sich und ihrem Körper umgehen und auf körperliche ebenso wie auf seelische Signale achten, wissen: Eine Krankheit taucht üblicherweise nicht plötzlich auf, sondern kündigt sich an.

Krankheit: ein Ausdruck von Disharmonie

Der Mangel an innerer Ausgewogenheit zeigt sich häufig zunächst im emotionalen Bereich, erst später kommen körperliche Beschwerden hinzu. Wer immer genervt oder unzufrieden ist, sich ständig überlastet fühlt oder einfach nur das Gefühl hat, »nicht ganz auf der Höhe zu sein«, dem fehlt das innere Gleichgewicht. Der Körper sendet Alarmsignale, die häufig zunächst ignoriert werden. Mit Gedanken wie »Ach, das wird schon wieder« oder »Dafür hab ich jetzt wirklich keine Zeit« werden Beschwerden wie Unwohlsein, Verspannungen, Verdauungsprobleme oder

Schlafstörungen beiseite gewischt. Sie scheinen ja auch eher harmlos zu sein. Doch im Laufe der Zeit nehmen die gesundheitlichen Probleme zu. Und irgendwann ist man dann richtig krank. Wer dagegen bei den ersten Alarmzeichen seines Körpers das Richtige unternimmt, der hat gute Chancen, den Fluss seiner Lebensenergie rasch wieder in Gang zu bringen, sein Wohlbefinden wiederherzustellen und damit eine Krankheit zu vermeiden. Und genau dies ist das Ziel der Physio-Philosophie Jin Shin Jyutsu.

Regulierung über Energiepunkte

Die Lebensenergie, so erkannte Jiro Murai, passiert beim Durchfließen der Energiebahnen sogenannte Energietore, auch Sicherheitsenergieschlösser genannt. Diese Körperstellen sind Dreh- und Angelpunkte für Gesundheit und Krankheit, denn sie verteilen die Energie im Körper. Besteht ein Ungleichgewicht im Energiefluss, dann schließen sich diese Tore – um den Menschen zu schützen, um anzuzeigen, dass etwas wieder in Ordnung gebracht werden muss. Die Reaktion des Körpers kann man deutlich spüren: Man fühlt sich weniger fit, etwas unwohl oder vielleicht sogar krank.

26 Punkte, die helfen

Jiro Murai fand 26 Energietore auf der Vorder- und auf der Rückseite des Körpers, die paarweise angelegt sind. Jeder dieser Energiepunkte steht mit bestimmten Organen, Körperpartien und psychischen Aspekten in Verbindung. Der Einfachheit halber werden diese Energietore beziehungsweise Sicherheitsenergieschlösser in diesem Buch lediglich Energiepunkte genannt. Das Auflegen der Finger auf diese Energiepunkte heißt beim Jin Shin Jyutsu »Strömen«, umgangssprachlich sagt man auch »Heilströmen«. Die Energiepunkte finden Sie auf Seite 46/47, die praktische Anwendung des Jin Shin Jyutsu ist ab Seite 33 beschrieben.

WARUM IST JIN SHIN JYUTSU EINE PHYSIO-PHILOSOPHIE?

Wie alle ganzheitlichen Heilkünste geht auch Jin Shin Jyutsu davon aus, dass Körper, Geist und Seele eine Einheit bilden. Deshalb hat jedes Unwohlsein, jeder Schmerz auch einen psychischen Aspekt. Jin Shin Jyutsu hilft dabei, diese Zusammenhänge zu sehen, Erkenntnisse über uns selbst zu gewinnen und dieses Wissen umzusetzen. Das beeinflusst nicht nur die körperliche Gesundheit, sondern auch die seelische. Deshalb ist diese Heilkunst Physiologie, Psychologie und Philosophie zugleich.

Patientenerfahrungen

Oft kommen Patienten zu Jin Shin Jyutsu, wenn die schulmedizinische Behandlung nicht mehr greift. Viele lernen durch das Strömen, ihren Körper und ihre Bedürfnisse erst richtig wahrzunehmen und gewinnen so langfristig eine stabilere Gesundheit. Einige Erfahrungsberichte finden Sie hier und viele im Internet unter www.stroem-forum.de.

Elisabeth K., 27 Jahre
»Immer, wenn ich zu meiner Arbeitsstelle kam, tränten meine Augen und meine Nase lief. Ich dachte an eine Allergie auf Fichten vor der Tür und ging zu meiner Jin Shin Jyutsu-Therapeutin. Sie wies mich auf die psychische Bedeutung einer Allergie hin. Beim Strömen wurde mir auf einmal bewusst, dass es an meiner Arbeitsstelle Umstände gab, gegen die ich sprichwörtlich allergisch war. Ich strömte zur Selbsthilfe täglich die Energiepunkte 19, die Allergien lindern und helfen, den eigenen Standpunkt zu finden und zu vertreten. Meine Arbeitssituation verbesserte sich.«

Christiane K., 41 Jahre
»Mein Sohn neigte die ersten sieben Lebensjahre zu Fieberkrämpfen. Die Schulmedizin empfahl Fieberzäpfchen, meine homöopathische Kinderärztin war dagegen, weil das die Selbstheilungskräfte unterdrückt. Meine Jin Shin Jyutsu-Therapeutin riet mir, die Energiepunkte 3 zu strömen. Ich tat das bei den kleinsten Anzeichen, um den kritischen Anstieg des Fiebers, der den Krampf auslöst, zu verhindern. Dadurch ließ sich das Fieber rasch um ein halbes Grad senken. Das nahm mir die Angst vor den Krämpfen, und mein Sohn konnte auf Medikamente verzichten.«

Tom M., 34 Jahre
»Ich verbringe jede freie Minute in den Bergen. Vor einem Jahr bekam ich nach jeder Bergtour starke Schmerzen in den Knien. Die Diagnose lautete Meniskusreizung. Eine Freundin empfahl mir Jin Shin Jyutsu. Ich strömte mir täglich die Punkte 1 und 8 und habe inzwischen keine Probleme mehr.«

Bärbel S., 45 Jahre
»Ich litt unter einer entzündlichen Schultergelenksarthrose. Nach monatelangen Schmerzen und vielen Medikamenten war ich physisch und psychisch am Ende und ging auf Empfehlung zu einer Jin Shin Jyutsu-Therapeutin. Ich spürte von der ersten Behandlung an, dass sich mein Gesundheitszustand verbesserte, meine Lebensfreude wieder zurückkam. Nach 15 Behandlungen hatte ich nur noch bei ganz speziellen Bewegungen leichte Schmerzen.«

GU-ERFOLGSTIPP

MACHEN SIE IHRE GESUNDHEIT ZU IHREM PROJEKT

Im Jin Shin Jyutsu spricht man nicht von Krankheiten, sondern von Projekten. Denn: An Projekten kann man arbeiten, und mit dem Strömen kann jedes Projekt positiv beeinflusst werden. Krankheiten dagegen vermitteln eher das Gefühl, ihnen hilflos ausgeliefert zu sein. Allein schon die psychische Einstellung kann den Krankheitsverlauf negativ beeinflussen. Eine positive Grundeinstellung dagegen wirkt sich auch gut auf die Gesundheit aus: Ergeben Sie sich nicht ohnmächtig Ihrem Schicksal, sondern packen Sie Ihr Projekt Gesundheit ganz bewusst an. Nehmen Sie Ihr Wohlbefinden buchstäblich in die eigenen Hände.

Den Energiefluss aktivieren

Die Energiepunkte unterbrechen bei Gesundheitsgefahr den Fluss der Energie. Über sie ist der Energiekreislauf aber auch zu harmonisieren: Werden die Punkte aktiviert, lassen sich Blockaden lösen, sodass die Energie wieder gleichmäßig fließt. Werkzeug hierfür sind die Finger, die diese Körperpunkte berühren.

Die Hände geben Starthilfe

Die Hände wirken beim Strömen ähnlich wie ein Starterkabel beim Auto: Das Starterkabel bringt die Autobatterie in Schwung, die Hände schubsen die Lebensbatterie an, bringen die Lebensenergie zum Fließen. Legen wir unsere Hände auf die Energiepunkte, ist das also so, als ob wir beim Auto den Schlüssel umdrehen würden. Beim Strömen gilt übrigens genau wie beim Starten des Autos: Die Batterie desjenigen, der Starthilfe gibt, erleidet keinen Energieverlust.

Ganz so schnell wie eine Autobatterie springt die Lebensbatterie allerdings nicht an. Bei kleineren Störungen benötigt ein Energiepunkt mindestens drei Minuten, bis er für den Strom der Energie wieder durchlässig wird. Bei größeren oder chronischen Beschwerden kann es Wochen bis Monate dauern. Das liegt daran, dass die Finger bei der Starthilfe ja nicht nur Energie geben, sondern auch noch Blockaden auflösen müssen.

Blockaden auflösen

Stellen Sie sich den Lauf eines Flusses vor: Das Wasser sucht sich seinen Weg von der Quelle bis zur Einmündung in ein Gewässer. An manchen Stellen können sich mit der Zeit Hindernisse ansammeln. Häufen sich zu viele Steine, Blätter oder zu viel Treibholz, staut sich das Wasser und tritt über die Ufer. Erst wenn diese Blo-

Eine Physio-Philosophie 21

ckaden beiseite geschafft werden, fließt das Wasser wieder in seinen gewohnten Bahnen, ist die Natur wieder im Gleichgewicht.
In den Energiebahnen des Körpers verhält es sich ähnlich. Hier sind es schlechte Lebensgewohnheiten, Umwelteinflüsse und negative Gefühle, die den Energiefluss behindern und »aus dem Weg geräumt« werden müssen, um keinen Schaden anzurichten. Durch das Auflegen der Hände lassen sich die Blockaden lösen, sodass die Lebensenergie wieder ungehindert fließen kann.

Die Finger spielen die Hauptrolle

Mit den Fingern können Sie nicht nur direkt die Energiepunkte auf dem Körper berühren und dadurch Blockaden lösen. In den Fingern selbst finden sich alle Energiepunkte wieder. Strömen Sie Ihre Finger am besten jeden Tag, denn damit aktivieren Sie alle Körperfunktionen. So ist beispielsweise dem Daumen die Magen-

DAS STRÖMEN DER HÄNDE

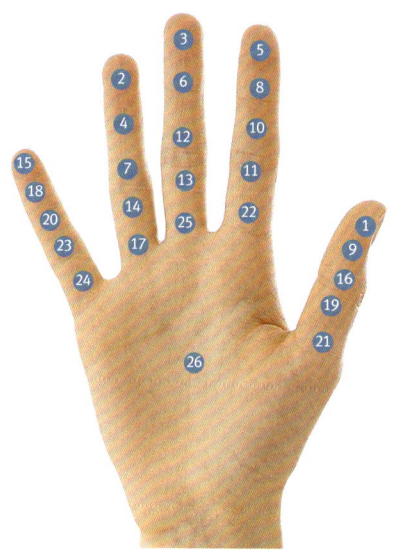

Über die Hände erreicht man alle Energiepunkte, die Organ-Energien sowie die fünf blockierenden Grundeinstellungen (mehr dazu ab Seite 40).

> Daumen: Magen-Milz-Energie
>   Einstellung: Sorge
> Zeigefinger: Blasen-Nieren-Energie
>   Einstellung: Angst
> Mittelfinger: Leber-Gallen-Energie
>   Einstellung: Wut
> Ringfinger: Lungen-Dickdarm-Energie
>   Einstellung: Trauer/Kummer
> kleiner Finger: Herz-Dünndarm-Energie
>   Einstellung: Verstellung

Milz-Organfunktion zugeordnet und auf der psychischen Ebene die Sorge. Über den Daumen erreichen Sie außerdem die Energiepunkte 1, 9, 16, 19 und 21. Fingerströmen ist Erste Hilfe und Gesundheitsvorsorge für Bequeme: Einfach einen Finger nach dem anderen mit den Fingern der anderen Hand locker umschließen. Jeden Finger mindestens drei, besser fünf Minuten halten. Sie müssen die Übungen nicht einmal am Stück machen. Über den Tag verteilt, bieten sich immer wieder Gelegenheiten dazu: während des Fernsehens, beim Busfahren, ja sogar ganz unbemerkt während einer Besprechung. Mehr über das Strömen der Finger und über die Beschwerden, die Sie mit den einzelnen Fingern harmonisieren können, lesen Sie ab Seite 37.

Mit Jin Shin Jyutsu sich selbst erkennen

Wie alle ursprünglichen Heilverfahren macht auch Jin Shin Jyutsu keinen Unterschied zwischen Körper, Geist und Seele. Ganz im Gegenteil: Im Verständnis dieser Heilkunst geht es vielmehr um die Wechselwirkungen zwischen Körper, Geist und Seele. Gesundheit kann nur dann bestehen, wenn sich der gesamte Mensch in einem Zustand innerer Harmonie befindet.

Körper und Seele: eine Einheit

Jeder Energiepunkt steht mit bestimmten Organen und Körperpartien sowie Gefühlen und seelischen Verfassungen in Verbindung. Aktiviert man einen Punkt, werden also nicht nur körperliche, sondern auch psychische Aspekte von Beschwerden erreicht. Dadurch lernen Sie beim Strömen ganz nebenbei, »sich selbst zu erkennen« – eine der Übersetzungsmöglichkeiten von Jin Shin Jyutsu. Ein Beispiel: Ihre Schultern sind verspannt. Sie strömen sich deshalb den Energiepunkt 11, der die Schultermuskulatur lockert und entlastet. Dieser Punkt steht aber auch dafür, dass man sich zu viel aufgeladen hat, etwa Arbeit oder Verantwortung. Das Strömen des Energiepunktes 11 behandelt zunächst das Symptom, also die Verspannung. Das Wissen um die andere Bedeutung des Punktes hilft gleichzeitig, die psychischen Ursachen, welche die Beschwerden mit verursachen, zu erkennen und aufzulösen.

GANZHEITLICHE BEHANDLUNG
Strömen lindert nicht nur Symptome, sondern bringt Körper, Geist und Seele ins Gleichgewicht. Es trägt dazu bei, auf Dauer im Energiefluss und dadurch gesund zu bleiben.

Selbsterkenntnis verändert die Einstellung

Strömen hat also einen Zusatzeffekt: Indem die Energie wieder ungestört fließt, die Verspannungen, Schmerzen und die psychische Anspannung nachlassen, verändert sich auch Ihre innere Einstellung. Sie können Dinge wieder positiv angehen. Früher oder später wird sich dadurch Ihr Handeln ändern. Beim nächsten Anflug von Verspannungen werden Sie vielleicht schon versuchen, »Gepäck« in Form von Arbeit oder Verantwortung abzugeben, damit sich die Überlastung nicht wieder in den Schultern absetzt. Das Zusammenspiel von Körper und Seele zu erkennen, ist für die Gesundheit enorm wichtig. Denn, wie schon eine alte Redensart sagt, »Selbsterkenntnis ist der erste Schritt zur Besserung«.

BELEBENDE ENERGIE

Der Atem ist die Grundlage eines harmonischen Energieflusses. Denn über bewusstes Ein- und Ausatmen können angestaute negative Energien und Stress entweichen, und die Körperfunktionen kommen ins Gleichgewicht.

Schauen Sie in Ihr Leben

Je länger Sie Jin Shin Jyutsu anwenden, umso mehr wird Ihnen bewusst werden, dass Krankheiten mit Ihrer inneren Einstellung zusammenhängen. Sie werden erkennen, dass Sorge, Angst, Wut, Kummer und Verstellung sich körperlich niederschlagen, wenn sie ständige Begleiter in Ihrem Leben sind. Sie werden lernen, dass Sie Beschwerden vermeiden können, indem Sie Ihre innere Haltung zu den Dingen verändern. Möglicherweise wird das nicht von heute auf morgen gehen, es ist ein Entwicklungsprozess. Aber es lohnt sich, heute damit zu beginnen.

Im Praxisteil wird ab Seite 48 jeder Energiepunkt in körperliche und in psychische Aspekte der Beschwerde eingeteilt. Es ist interessant, das eigene Leben anzuschauen und sich zu fragen: Welche psychischen Gesichtspunkte, die dort aufgelistet sind, passen zu den körperlichen Beschwerden, unter denen ich leide? Was bereitet mir Kopfschmerzen, was bricht mir das Kreuz, was macht mich verschnupft, was geht mir an die Nieren, was schnürt mir den Hals zu, was liegt mir im Magen, was raubt mir den Schlaf?

Versuchen Sie jetzt aber nicht krampfhaft, zu jeder Krankheit sofort die entsprechende psychische Ursache zu finden. Strömen Sie einfach den Energiepunkt, der zu Ihrer Beschwerde passt. Das ist erst einmal das Wichtigste. Der Rest, so werden Sie bald spüren, kommt dann von ganz allein.

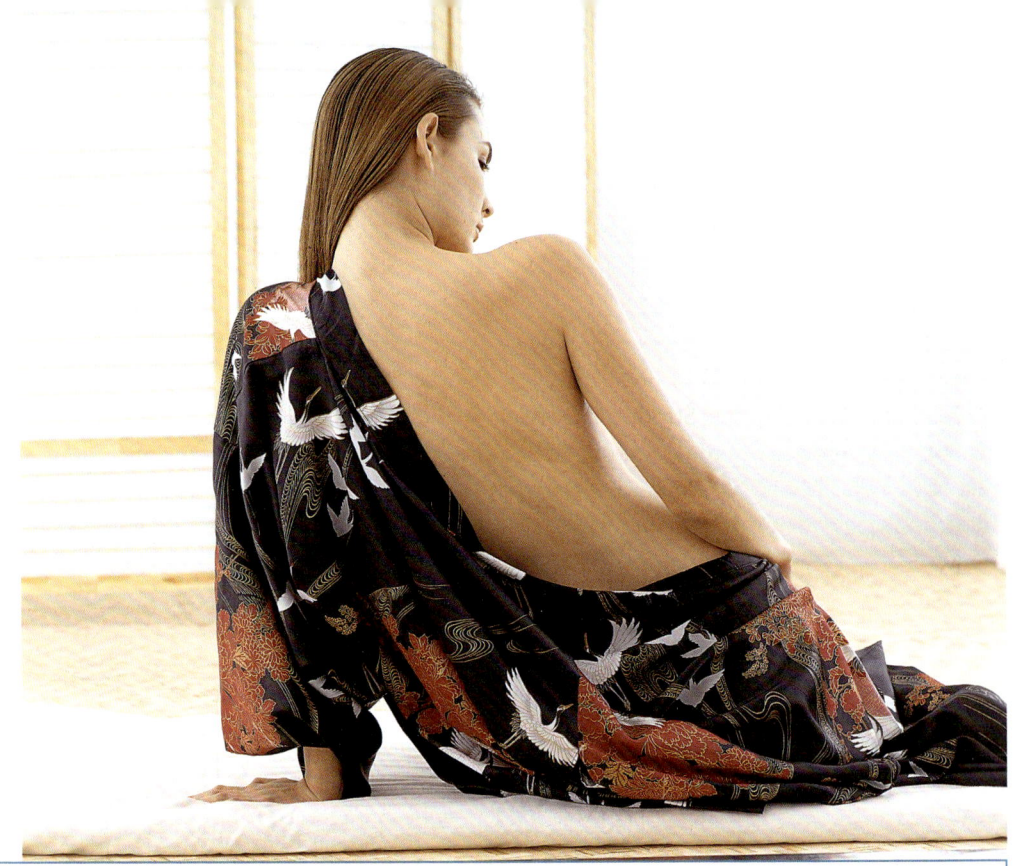

Strömen: Gesundheitsvorsorge für jeden

Die Lebensenergie in Fluss bringen, Energieblockaden lösen, Harmonie herstellen oder dafür sorgen, dass das innere Gleichgewicht erhalten bleibt: Diese Fähigkeit steckt in jedem und ist jederzeit einsetzbar. Sie brauchen nur Ihre Hände und täglich ein paar Minuten Zeit, um sich selbst, aber auch anderen zu helfen. Beim Strömen gibt es auch keinen vorgeschriebenen Therapieplan, denn viele Wege führen zum Ziel. Experimentieren Sie und lassen Sie ruhig auch Ihr Gefühl mitentscheiden.

Hilfe bei allen Beschwerden

Ob Ihnen ein leichtes Ziehen im Kopf zu schaffen macht oder eine schlimme Migräne Sie plagt, ob Sie nach einem üppigen Essen ein quälendes Völlegefühl verspüren, mit einer Darmgrippe im Bett liegen oder gar an einem Magengeschwür leiden, ob Sie einen Muskelkater, eine leichte Zerrung, einen Meniskusschaden oder ein gebrochenes Bein haben: Strömen hilft grundsätzlich bei sämtlichen Arten von Beschwerden. Sowohl auf der organischen, körperlichen als auch auf der psychischen Ebene: Organisch lindert Jin Shin Jyutsu zum Beispiel Magen-, Darm- oder Blasenbeschwerden. Im physischen Bereich sind es Verspannungen, Rückenschmerzen, Schmerzen im Knie, aber auch zahlreiche andere Beschwerden. Auf der psychischen Ebene hilft Strömen bei Stress, Ärger, fehlendem Antrieb und Trauer ebenso wie bei Ängsten, Schlafstörungen und dem Gefühl der Überlastung.

Ohne Nebenwirkungen

Egal, welche Beschwerden Sie behandeln, egal, welche Energiepunkte Sie strömen: Jin Shin Jyutsu wirkt sich immer positiv auf Körper und Psyche aus, ohne Nebenwirkungen. Wenn Sie regelmäßig strömen, werden Sie feststellen, dass sich auch andere Beschwerden, die Sie gar nicht behandelt haben, verbessern oder sogar ganz verschwinden. So berichten beispielsweise Patienten, die sich regelmäßig gegen Kopfschmerzen strömen, dass nicht nur die Kopfschmerzen aufhören, sondern dass auch ihre Sehkraft wieder zunimmt – kein Wunder, denn der Energiepunkt für Kopfschmerzen harmonisiert ebenso den Energiefluss der Augen.

Jin Shin Jyutsu ersetzt niemals den Arzt

Jin Shin Jyutsu bringt Energien ins Gleichgewicht und aktiviert so Heilungsprozesse. Die ärztliche Untersuchung, Diagnose und Behandlung soll durch diese Heilkunst nicht ersetzt, jedoch immer unterstützt werden. Lassen Sie sich deshalb bei ernsthafteren oder anhaltenden Beschwerden stets gründlich untersuchen. Bei vielen akuten gesundheitlichen Problemen oder langwierigen Beschwerden ist medizinische Hilfe unerlässlich.

STRÖMEN UNTERSTÜTZT IMMER

Strömen Sie sich zu allen medizinischen Maßnahmen, egal, ob es sich dabei um Massagen, Physiotherapie, Osteopathie oder um eine medikamentöse Behandlung handelt.

Fragen aus der Praxis

Jin Shin Jyutsu, eine Heilkunst, die jeder ohne Studium und Vorwissen anwenden kann, wirft für die meisten Menschen erst einmal Fragen auf. Hier lesen Sie, was Patienten und Seminarteilnehmer immer wieder interessiert.

> Kann ich beim Strömen etwas falsch machen?

Nein, durch das Auflegen der Hände werden Sie immer positive Wirkungen erzielen. Selbst wenn Sie nicht genau den richtigen Punkt ausgewählt haben, wird sich im Körper Energie harmonisieren. Und weil jeder Strömpunkt einen Radius von etwa 7 Zentimetern hat, macht es auch nichts, wenn Sie Ihre Finger nicht ganz genau auf den entsprechenden Punkt gelegt haben.

> Darf ich mich und andere auch ohne Vorkenntnisse strömen?

Ja, weil Sie wirklich nichts falsch machen können. Achten Sie aber darauf, dass Sie niemanden mit Ihrem neuen Wissen vor lauter Begeisterung überrumpeln. Fragen Sie immer erst, ob Ihr Gegenüber die Behandlung auch möchte.

> Muss ich beim Strömen, ähnlich wie in der Homöopathie, mit einer Erstverschlimmerung der Beschwerden rechnen?

Während der Strömbehandlung ist es möglich, dass sich Schmerzen verstärken. Es kann auch sein, dass es zu einem unangenehmen Gefühl, etwa einem starken Kribbeln oder Ziehen, in manchen Körperregionen kommt. Diese Symptome bessern sich meist schon während des Strömens und hören in der Regel mit Abschluss der Behandlung ganz auf. Eine klassische Erstverschlimmerung wie in der Homöopathie gibt es beim Strömen jedoch nicht.

> Gibt es Situationen, in denen man nicht strömen darf, zum Beispiel während der Schwangerschaft, bei Unfällen, bei schweren, akuten Krankheiten, Krebs oder Ähnlichem?

Nein. Weil Strömen absolut keine Nebenwirkungen hat, kann es selbst in kritischen Situationen angewendet werden. Strömen ersetzt jedoch niemals die Behandlung durch einen Arzt!

> Wie gehe ich mit körperlichen Reaktionen während des Strömens um?

Spüren Sie während des Strömens Schmerzen, heftiges Kribbeln, Ziehen oder andere unangenehme Reaktionen, so ist das ein Zeichen dafür, dass sich der Energiepunkt öffnet, sich Blockaden lösen. Wenn Sie es aushalten, strömen Sie so lange weiter, bis diese Gefühle nachlassen. Wird es unerträglich, lassen Sie den Punkt einfach los. Nach wenigen Minuten ist dann nichts mehr zu spüren. Übrigens: Nicht jeder Körper reagiert auf diese Weise. Viele Patienten berichten von angenehmen Gefühlen während des Strömens oder nach der Strömbehandlung. Sie fühlen sich leichter, spüren eine wohlige Wärme oder angenehme Kühle.

> **Lassen sich auch schwere Krankheiten durch Strömen behandeln?**
> Mit Jin Shin Jyutsu ist es durchaus möglich, auch schwere Krankheiten positiv zu beeinflussen. Dafür ist jedoch die Unterstützung eines ausgebildeten Jin Shin Jyutsu-Therapeuten ratsam.

> **Kommen meine Beschwerden wieder, wenn ich nicht mehr ströme?**
> Wenn die Ursache noch nicht behoben ist, werden die Beschwerden wiederkommen. Dann müssen Sie erneut die Punkte strömen. Oft ist es sinnvoll, einen Jin Shin Jyutsu-Therapeuten aufzusuchen.

> **Muss ich die Strömanleitung immer genau befolgen?**
> Wenn geschrieben steht, dass beispielsweise die rechte Hand auf dem rechten Energiepunkt 15, die linke auf dem linken Energiepunkt 15 liegt, so sollte man diese Anleitung auch befolgen. Denn auf diese Weise, so ergaben Jiro Murais Forschungen, wird die Energie am besten fließen. Wenn Sie aber einen bestimmten Energiepunkt besser mit der anderen Hand erreichen, so strömen Sie ruhig, wie es für Sie am bequemsten ist. Die Energie fließt trotzdem, braucht nur länger, um Blockaden zu lösen.

> **Unterscheiden sich Energiebahnen und Blutbahnen?**
> Ja, die Energiebahnen durchfließen in ihrem Kreislauf zwar auch die Blutbahnen, stellen aber ein eigenständiges System dar.

> **Entsprechen die Energiebahnen des Jin Shin Jyutsu den Meridianen der Akupunktur?**
> Der Arzt Dr. Christoph Roggendorf verglich in seiner Doktorarbeit Akupunktur und Jin Shin Jyutsu. Er arbeitete heraus, dass beide Heilkünste zwölf verschiedene Organleitbahnen kennen. Trotz eines leicht unterschiedlichen Verlaufs weisen diese Energieleitbahnen dieselben Anfangs- und Endpunkte auf. Dies ist auch nicht verwunderlich, denn beide Heilkünste haben die gleichen historischen Wurzeln. Roggendorf geht davon aus, dass die ursprünglichen, mündlich überlieferten Grundlagen von Jin Shin Jyutsu der Akupunktur als Basis dienten. Das von Jiro Murai weitergegebene modifizierte Jin Shin Jyutsu sieht Roggendorf als eine erweiterte Philosophie der Akupunktur an.

Wann zum Jin Shin Jyutsu-Therapeuten?

Dieses Buch zeigt nur einen Teil der Möglichkeiten von Jin Shin Jyutsu, denn es soll diese Heilkunst für jeden sofort und ohne Vorkenntnisse verständlich und anwendbar machen. Unser Ratgeber ist vor allem für die schnelle Hilfe bei Alltagsbeschwerden gedacht und als nützlicher Begleiter für die persönliche Gesundheitsvorsorge. Er soll Sie dabei unterstützen, Ihre Gesundheit und Ihr Wohlbefinden in die eigenen Hände zu nehmen und Ihre innere Harmonie im Gleichgewicht zu halten.

Bei chronischen Beschwerden oder Beschwerden, die immer wieder auftreten, ist es sinnvoll, sich neben dem Arzt an einen ausgebildeten Jin Shin Jyutsu-Therapeuten zu wenden. Nach einer genauen Bestimmung des Energiehaushaltes behandelt er mit speziellen Organ-, Tiefen- und Öffnungsströmen. Diese Spezialströme setzen sich aus einer bestimmten Abfolge von Griffkombinationen zusammen, mit denen sich auch tiefer liegende Blockaden auflösen lassen. Oft gelingt dies einem Therapeuten schon in wenigen Sitzungen. Bei umfangreicheren Störungen benötigt er mitunter mehrere Wochen für die Behandlung. Unterstützend gibt ein guter Therapeut seinen Patienten eine genaue Anweisung, welche Punkte sie zu Hause strömen können.

Eine Kontaktadresse für Jin Shin Jyutsu-Praktiker in Ihrer Region finden Sie im Anhang auf Seite 123.

DIE VORTEILE VON JIN SHIN JYUTSU

Die sanfte Methode des Strömens, die Sie immer und überall durchführen können, hat viel zu bieten. Jin Shin Jyutsu
- ist Erste Hilfe und lindert Schmerzen
- hilft bei akuten Beschwerden
- setzt Heilungsprozesse in Gang
- bringt Vitalität
- beugt Krankheiten vor
- ist nebenwirkungsfrei
- sorgt für seelische Ausgeglichenheit
- stärkt das Selbstbewusstsein
- hilft, sich selbst besser kennenzulernen
- ist kostenlose Gesundheitsvorsorge
- unterstützt alle anderen Therapien
- hilft zu erkennen, was guttut und unterstützt dabei, danach zu handeln

So arbeitet ein guter Therapeut

Bei Beschwerden und Symptomen, die immer wiederkehren, ist Selberströmen immer sinnvoll, doch sollten Sie zusätzlich die Hilfe eines Jin Shin Jyutsu-Therapeuten in Anspruch nehmen. Gerade bei chronischen Beschwerden brauchen Sie Unterstützung. Eine einstündige Behandlung kostet etwa 75 Euro. Die Kosten werden bislang nicht von der Krankenkasse übernommen. Bevor der Therapeut zu strömen beginnt, macht er sich ein ganzheitliches Bild vom Patienten und stellt fest, wo Energien blockiert sind. Dabei geht er wie folgt vor:

> Zuhören
  Der Therapeut fragt nicht nur nach Beschwerden, sondern auch nach den Lebensumständen und hört heraus, in welcher Gemütsverfassung sich der Patient befindet. Da er einen gewissen Abstand hat, kann er die ursächlichen Zusammenhänge besser erkennen.

> Hinlegen
  Die Stellung, in der der Patient auf der Behandlungsliege liegt, gibt dem Therapeuten wichtige Hinweise auf Blockaden. Einige Beispiele: Fallen die Füße nach außen, ist das ein Zeichen körperlicher Erschöpfung, sind die Füße nach unten gezogen, deutet das auf Spannungen im Rücken hin. Liegen Handgelenke und Arme nicht auf der Unterlage auf, zeigt das Verkrampfungen im Schulter-Nackenbereich.

> Fühlen
  Um einen Eindruck vom Patienten zu bekommen, tastet der Therapeut den Körper ab. So erfühlt er zum Beispiel die Hautbeschaffenheit, Körperspannung, Verhärtungen, Berührungs- und Schmerzempfindsamkeit in den verschiedenen Bereichen. Daraus gewinnt er Erkenntnisse für die Behandlung.

> Auf die Hände schauen
  Die Stellung der einzelnen Finger weist auf Blockaden in bestimmten Körperregionen hin. Der Therapeut schaut, ob bestimmte Finger besondere Merkmale aufweisen. Ein ständig abgespreizter kleiner Finger deutet beispielsweise auf Überlastung hin, ein gekrümmter Zeigefinger auf Perfektionismus.

> Puls bestimmen
  Durch die Pulsdiagnose, eine besondere Technik des Pulsfühlens, kann der Therapeut erkennen, welche Organfunktionen des Patienten energetische Unterstützung benötigen.

> Strömprogramm für Zuhause
  Nach der Behandlung stellt der Therapeut seinem Patienten ein Strömprogramm mit Energiepunkten zusammen, die er sich zur Unterstützung zu Hause strömen kann.

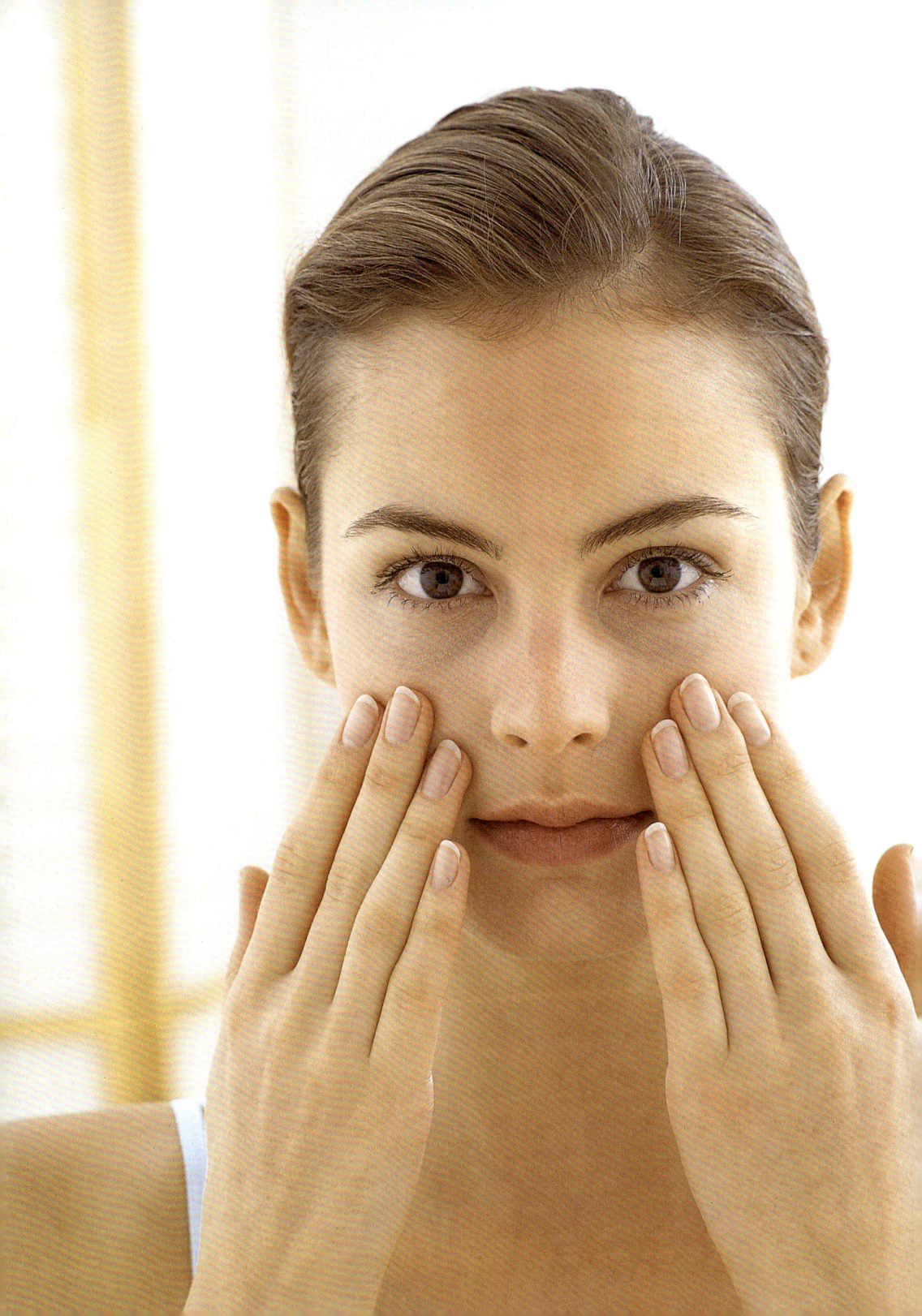

MIT SANFTEN BERÜHRUNGEN SICH SELBST HEILEN

Strömen lindert Beschwerden und bringt Entspannung, Vitalität und Wohlbefinden. Überzeugen Sie sich nun von der verblüffend einfachen Technik des Jin Shin Jyutsu. Be-hand-eln Sie sich!

Einfach Hand anlegen	32
Das Strömen der Finger	38
Das Strömen der Energiepunkte	44

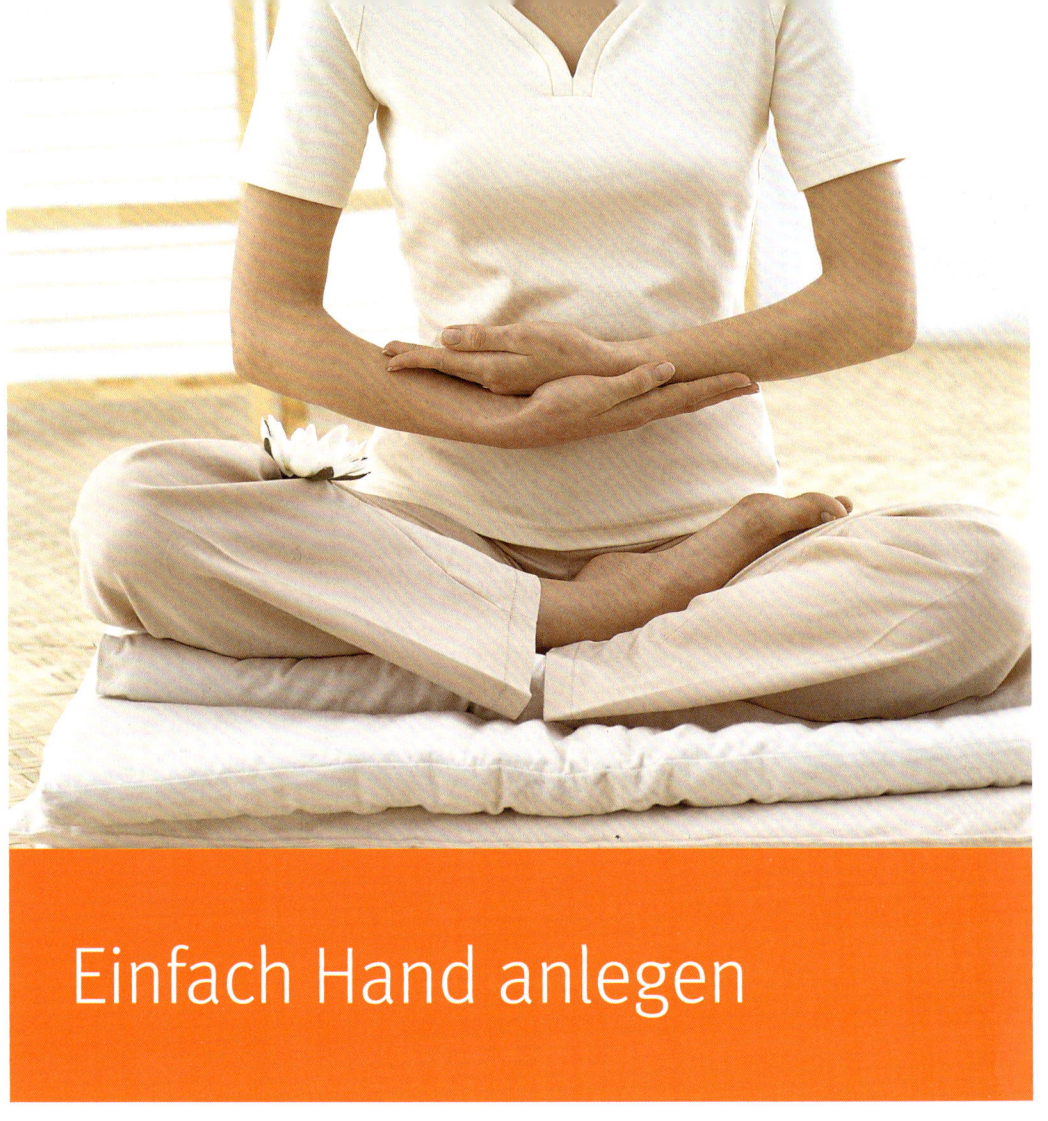

Einfach Hand anlegen

In diesem Kapitel lernen Sie nun praktisches Strömen: Wir zeigen Ihnen die richtige Handhaltung, erklären alle Energiepunkte und sagen, worauf es sonst noch ankommt. Sie werden überrascht sein, wie einfach die Anwendung von Jin Shin Jyutsu ist. Jeder kann ohne Vorkenntnisse strömen – es ist kinderleicht. Sie können es sofort an sich selbst und anderen anwenden. Sie brauchen nur Ihre Hände auf die Energiepunkte zu legen. Vergessen Sie jedoch nicht, dass Strömen keinesfalls den Arztbesuch ersetzt.

So wird's gemacht

Es gibt zwei Möglichkeiten des Strömens: zum einen das Halten bestimmter Energiepunkte auf dem Körper, zum anderen das Halten eines Fingers. Fingerströmen ist immer Erste Hilfe, weil man die Hände jederzeit und überall ganz einfach erreichen kann. Das Halten der Energiepunkte, die sowohl auf der Vorder- als auch auf der Rückseite des Körpers liegen, ist dagegen gezielter und wirkt deshalb intensiver auf die Beschwerden.

Anders als bei manuellen Therapien, etwa bei Akupressur, werden die Energiepunkte beim Strömen weder gedrückt noch massiert. Ihre Finger liegen nur leicht auf dem entsprechenden Energiepunkt, um die nötige Starthilfe zu geben und Blockaden aufzulösen. Strömen Sie einen Finger, so umschließen Sie diesen ganz sanft mit allen Fingern der anderen Hand und halten ihn locker.

Strömen ist nie verkehrt

Sie können beim Strömen nichts falsch machen. Egal, welche Strömsequenz Sie benutzen, es wird immer nur blockierte Energie ins Fließen gebracht. Dabei kann man nichts in falsche Wege leiten. Selbst wenn Sie einmal nicht die richtigen Energiepunkte ausgewählt haben, wird sich das Strömen positiv auf Ihr Energieniveau auswirken. Legen Sie also beherzt Hand an. Spüren Sie nur Ihren Körper, gehen Sie mit Ihrer Aufmerksamkeit nach innen, nehmen Sie wahr, wie Ihr Körper auf das Strömen antwortet.

Drei Minuten helfen schon

Sie können sich strömen so oft Sie Lust und Zeit haben. Also nicht nur, wenn Beschwerden Sie plagen, sondern auch, um gesund zu bleiben. Schon drei Minuten täglich fördern die Gesundheit, und das ist auch die Zeitspanne, die Ihre Finger mindestens auf einem Energiepunkt liegen sollten. Jede weitere Minute harmonisiert den Energiefluss noch mehr.

> **GU-ERFOLGSTIPP**
> **WARNSIGNALE ERNST NEHMEN**
>
> Krankheiten kündigen sich meistens an. Ignorieren Sie es nicht, wenn Sie sich unwohl fühlen, sondern beginnen Sie sofort zu strömen. Es ist immer sinnvoll, auch parallel zu einer schulmedizinischen Behandlung zu strömen. Da Jin Shin Jyutsu ganzheitlich auf Körper, Geist und Seele wirkt, können Sie den Energiefluss im Körper harmonisieren und damit langfristig verhindern, dass eine größere Symptomatik entsteht.

Bei akuten und chronischen Beschwerden strömen Sie mehrmals täglich etwa 15 Minuten, insgesamt bis zu einer Stunde. Das muss aber nicht am Stück geschehen. Die Intervalle können Sie sich selbst einteilen.

Strömen kann man überall

Sie können sich immer, an jedem Ort und zu jeder Zeit mit Jin Shin Jyutsu behandeln. Denn viele Energiepunkte und besonders die Finger lassen sich ganz unbemerkt strömen: beispielsweise beim Busfahren, beim Lesen von Unterlagen im Büro, in einer Konferenz, während eines Telefonats, im Konzert, im Kino oder bei einem Plausch mit Freunden. Für Energiepunkte am Körper, die nicht so einfach zu erreichen sind, machen Sie es sich zu Hause bequem, im Sitzen oder im Liegen, was Ihnen gerade behagt. Haben Sie sich erst einmal mit dieser Heilkunst vertraut gemacht, werden Sie schon bald spüren, dass das tägliche Strömen hilft, auf Dauer fit und gesund zu bleiben, sich rundum wohlzufühlen.

Was die Anwendung von Jin Shin Jyutsu zusätzlich erleichtert: Energie fließt durch Kleidung und Verbände. Zum Strömen brauchen Sie sich also nicht einmal auszuziehen. Legen Sie Ihre Finger einfach auf die Kleidung.

Was Sie spüren können

Beim Halten oder beim Auflegen der Finger auf die Energiepunkte spüren die meisten erst einmal Wärme. Viele Patienten haben auch das Gefühl, es durchfließe sie ein sanfter elektrischer Strom. Manche Menschen spüren auch einen kurzen intensiven Schmerz, der sich aber nicht unbedingt an der Stelle der Beschwerden bemerkbar machen muss. Ebenso ist es möglich, dass es sich anfühlt, als würden sich Wirbel oder Gelenke wieder einrichten, Bänder oder Muskeln wieder in die richtige Spannung kommen. Oft wird ein Energiepunkt richtig heiß, häufig kribbelt es leicht, manchmal auch stark. Das Auflösen der Blockaden zeigt sich unter Umständen als ein ziehendes oder fließendes Gefühl im Körper. Pulsieren beide Energiepunkte unter Ihren Fingern dann gleichmäßig, so wissen Sie, dass die Energie wieder im Fluss ist.

ENERGIE KENNT KEIN HINDERNIS
Die Energie fließt durch Stoff genauso gut wie durch Schuhe, Schienen, dicke Verbände und sogar durch Gips. Sie durchdringt jedes Material.

Und wenn sich nichts tut?

Viele Strömanfänger können zunächst das Pulsieren der Energiepunkte noch nicht wahrnehmen. Das liegt oft daran, dass heute die meisten Menschen sich eher mit Sichtbarem und Greifbarem als mit Unsichtbarem und Fühlbarem beschäftigen. Regelmäßiges Strömen hilft dabei, die Aufmerksamkeit nach innen zu richten, mit der Zeit auch leise Reaktionen zu spüren und den Energiefluss mehr und mehr zu fühlen.

Es kann vorkommen, dass die Energie im Körper stark blockiert ist. Der Energiepunkt lässt sich dann nicht sofort öffnen, sondern benötigt zusätzliche Hilfe. Wenn Sie also während des Strömens das Gefühl haben, dass Ihr Körper überhaupt nicht reagiert, probieren Sie den sogenannten Öffnungsgriff aus. Sie finden ihn jeweils als eigenes Stichwort unter den einzelnen Energiepunkten, die auf den Seiten 48 bis 73 ausführlich beschrieben werden. Und selbst wenn Sie weiterhin nichts spüren, bleiben Sie locker. Bleiben Sie am Ball und Sie werden sehen: Ihre Beschwerden bessern sich auf jeden Fall, und das Gefühl für den Fluss Ihrer Energie wird sich im Laufe der Zeit einstellen.

GU-ERFOLGSTIPP — 36 BEWUSSTE ATEMZÜGE FÜR FRISCHE ENERGIE

Zusätzlich zum Strömen der Energiepunkte empfiehlt Mary Burmeister täglich 36 bewusste Atemzüge, um sämtliche Körperfunktionen wieder ins Gleichgewicht zu bringen. Angestaute negative Energie, wie etwa Stress, fließt beim Ausatmen auf der Körpervorderseite nach unten. Dabei lösen sich Blockaden. Die frische Energie fließt beim Einatmen über den Rücken nach oben.
Und so wird's gemacht: Setzen Sie sich bequem hin. Beginnen Sie mit einem langen Ausatmen, um alles Unangenehme loszulassen. Fühlen Sie, wie dabei alle Spannung über die Vorderseite aus dem Körper herausfließt: Die Schultern gehen locker nach unten. Sie spüren die Entspannung auch in der Brust, im Bauch bis hinunter zu den Füßen. Nun atmen Sie tief ein. Spüren Sie, wie neue, belebende Energie über den Rücken aufsteigt, den Körper durchfließt und ihn stärkt. Wenn Ihnen 36 Atemzüge auf einmal zu viel sind, können Sie diese Übung auch aufteilen – in täglich viermal neun Atemzüge.

Mudras für die tägliche Fitness

Mudras sind die Fingerpositionen, die Jiro Murai, der Begründer des Jin Shin Jyutsu (ab Seite 9) während seiner schweren Erkrankung mehrmals täglich praktizierte. Sie bringen die Körperenergien wieder in Schwung.

Die folgenden sechs Mudras bauen Spannungen ab, fördern die Kreativität, geben neue Kraft, Vitalität und Lebensfreude. Wenn Sie täglich jedes Mudra für mindestens drei Minuten halten, sind Sie rundum fit für den Tag. Aber auch wenn Sie nur einzelne Mudras Ihren Bedürfnissen entsprechend auswählen, werden Sie sich deutlich wohler fühlen.

Für mehr Vitalität

Dieses Mudra nimmt allgemeine Müdigkeit im Alltag, vitalisiert und macht unempfindlicher gegen den täglichen Stress. Es unterstützt auch dabei, Sorgen, Ängste und Wut aufzulösen.

So wird's gemacht: Den rechten Daumen auf den Handrücken der linken Hand über den linken Daumen, Zeige- und Mittelfinger legen. Zeige- und Mittelfinger der rechten Hand liegen auf der Innenfläche der linken Hand, sodass sie den linken Daumen, Zeige- und Mittelfinger berühren. Nach etwa drei Minuten wechseln und die Fingerposition mit der anderen Hand halten. 1

Für gute Nerven

Diese Fingerposition beruhigt die Nerven, stärkt die Lebensfreude, macht fröhlich und kreativ.

So wird's gemacht: Den rechten Daumen auf die Innenseite des linken Ringfingers und kleinen Fingers legen. Die übrigen Finger der rechten Hand liegen auf dem linken Handrücken. Nach etwa drei Minuten wechseln und die Fingerposition mit der anderen Hand halten. 2

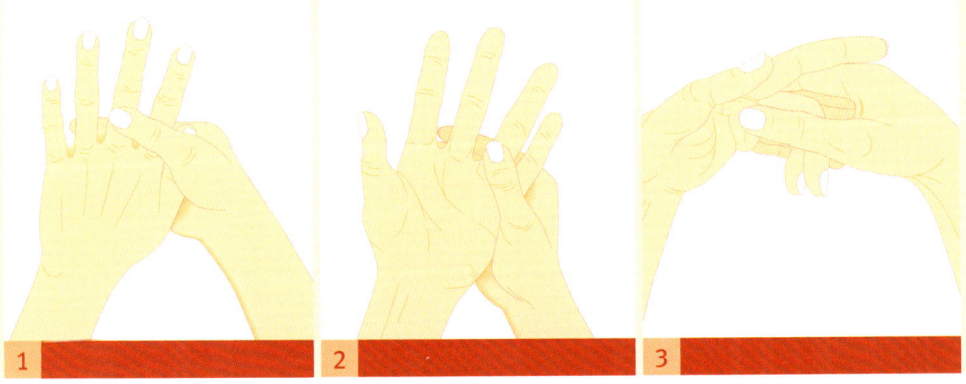

1   2   3

Um loszulassen

Diese Fingerposition hilft dabei, Frust, Ärger und alles, was Sie belastet, auszuatmen und damit loszulassen.

So wird's gemacht: Den rechten Daumen der Länge nach auf die Innenseite des linken Mittelfingers legen. Übrige Finger der rechten Hand auf den linken Mittelfingerrücken legen. Nach etwa drei Minuten wechseln und die Fingerposition mit der anderen Hand halten. 3

Für einen klaren Kopf

Sie sind unkonzentriert, können keinen klaren Gedanken fassen? Dieses Mudra macht den Kopf frei für das Wesentliche.

So wird's gemacht: Den rechten Daumen auf den rechten Ringfingernagel legen. Gleichzeitig den linken Daumen auf den linken Ringfingernagel legen. Diese Positionen mindestens drei Minuten halten. 4

Gegen Stress

Diese Fingerhaltung wirkt ausgleichend in hektischen Momenten und stressigen Situationen.

So wird's gemacht: Die Kuppe des rechten Daumens an die Kuppe des rechten Zeigefingers legen, sodass dabei ein Ring entsteht. Gleichzeitig die Kuppe des linken Daumens an die Kuppe des linken Zeigefingers legen. Diese Positionen mindestens drei Minuten halten. 5

Für gute Laune

Sie sind heute irgendwie schlecht drauf? Diese Fingerposition hebt die Stimmung.

So wird's gemacht: Rechte Daumenkuppe auf den linken Mittelfingernagel und linke Daumenkuppe auf den rechten Daumennagel legen. Nach etwa drei Minuten wechseln und die Fingerposition mit der anderen Hand halten. 6

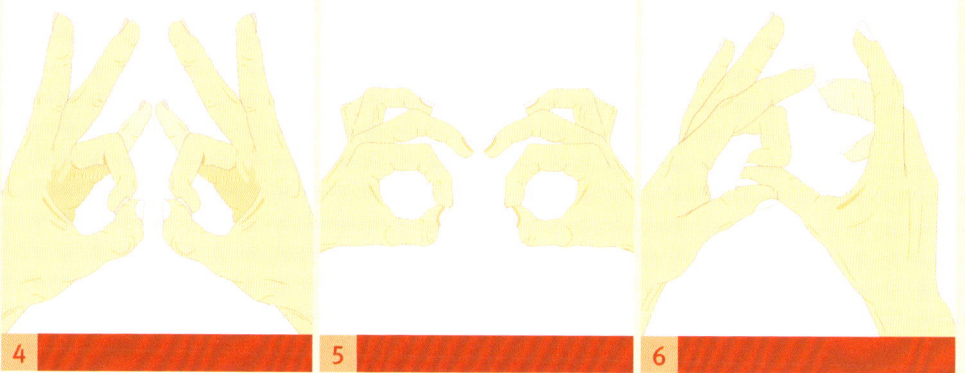

4 5 6

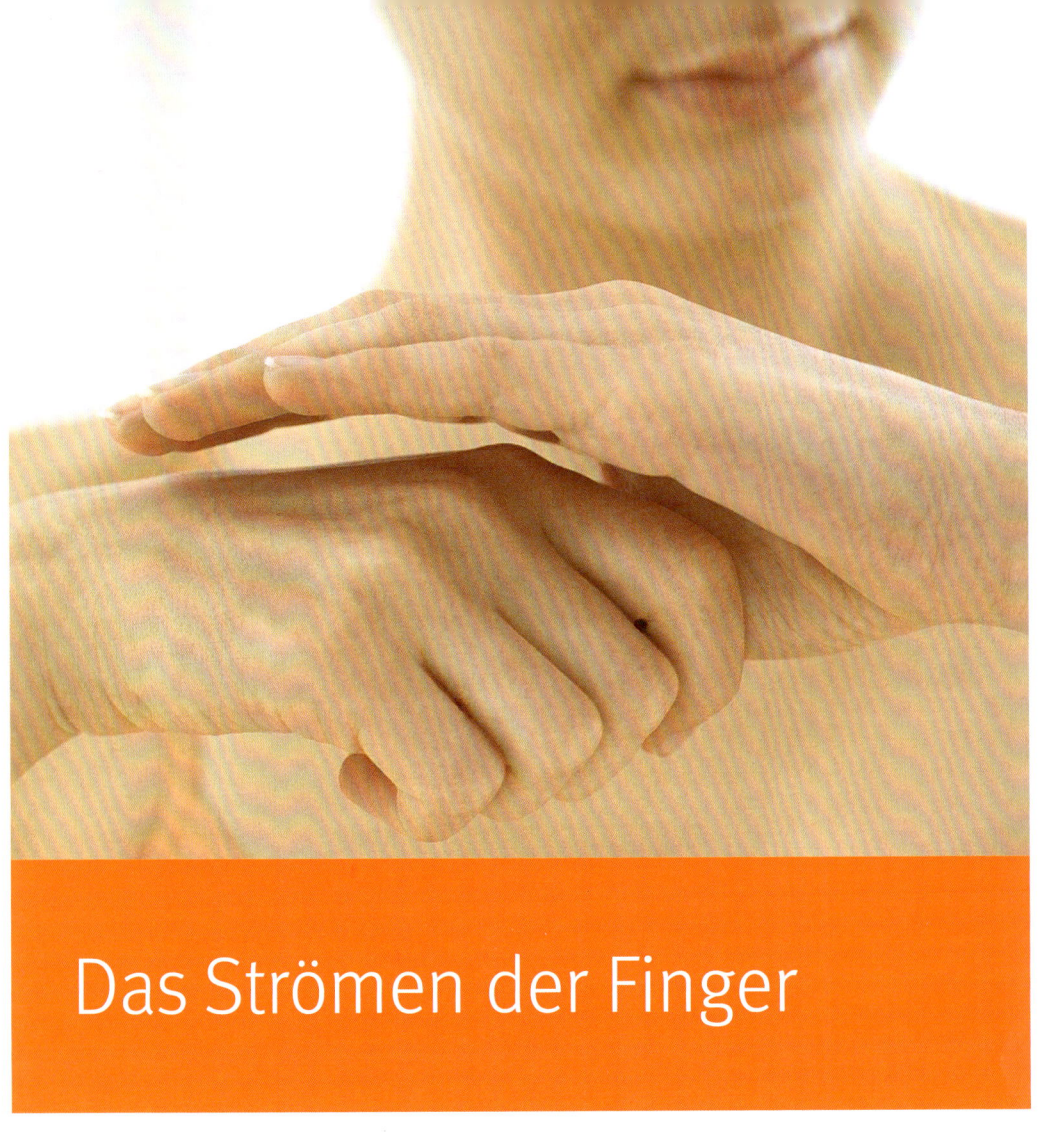

Das Strömen der Finger

Das Strömen der Finger ist immer sinnvoll: zur Gesundheitsvorsorge, gegen Beschwerden im Anfangsstadium, als Kurzgriff bei Krankheiten und unterwegs. Zu jedem Finger gehören bestimmte Organe und Einstellungen. Beim Strömen der Finger können Sie sich schneller orientieren als über die Energiepunkte, die jedoch gezielter und intensiver auf Ihre Beschwerden einwirken. Denn statt unter 26 Punkten haben Sie nur unter fünf Fingern auszuwählen, wobei stets der rechte und der linke Finger geströmt werden.

Die Finger als Repräsentanten

Jedem Finger ist eine bestimmte Organ-Energie zugeordnet (Abbildung Seite 21). Man erreicht über die Finger aber nicht nur das entsprechende Organ, sondern auch alle Bereiche des Körpers, die mit dieser Organ-Energie versorgt werden.

Die Jin Shin Jyutsu-Philosophie geht davon aus, dass fünf Einstellungen den Energiefluss reduzieren oder blockieren. Das sind Sorge, Angst, Wut, Kummer und Verstellung. Zum Daumen gehört die Sorge, zum Zeigefinger die Angst, zum Mittelfinger die Wut, zum Ringfinger gehören Kummer und Trauer und zum kleinen Finger Überforderung und Verstellung – also etwa Dinge machen, die Sie nicht von Herzen tun möchten. Werden diese Einstellungen zur Grundhaltung, können sie krank machen. Über die Finger lassen sich diese Einstellungen beeinflussen.

Gezielt strömen

Auf den folgenden Seiten erfahren Sie, welcher Finger bei welchen körperlichen Beschwerden und psychischen Belastungen geströmt wird. Sie lesen auch, wie Sie über die Finger die 26 Energiepunkte erreichen. Wenn Sie unterwegs sind und nicht nachschlagen können, welcher Finger für Ihre Beschwerden gerade der richtige ist, dann strömen Sie einfach alle Finger der Reihe nach oder lassen Sie ganz einfach Ihre Intuition entscheiden.

> **GU-ERFOLGSTIPP**
> **SCHNELLE VORSORGE**
>
> Wer täglich jeden Finger drei Minuten strömt, hat in dieser halben Stunde etwas für seinen gesamten Körper und seine Psyche getan – die schnellste und einfachste Gesundheitsvorsorge. Umschließen Sie dazu jenen Finger, den Sie gerade strömen möchten, locker mit den Fingern der anderen Hand, wie es die Fotos auf den folgenden Seiten zeigen. Finger strömen können Sie zu jeder Zeit an jedem Ort.

Der Daumen

Magen-Milz-Energie: Sorge

Wenn wir Sorge haben, dass wir etwas nicht schaffen könnten, drücken wir die Daumen, kleine Kinder nuckeln bei Sorgen an ihm. **1**

Hilft dem Körper bei
- Gewichtsproblemen
- Fußbeschwerden
- Schulterproblemen
- Magen- und Milzbeschwerden
- Spannungskopfschmerz
- Verdauungsproblemen
- Sodbrennen
- Wirbelsäulenproblemen mit dem 1. Halswirbel, 1. Brustwirbel, 7. Brustwirbel und 1. Lendenwirbel

Hilft der Psyche
- bei Sorgen um sich und andere
- bei Zwanghaftigkeit

Über den Daumen erreicht man die Energiepunkte 1, 9, 16, 19, 21.

1 Strömen des Daumens

Der Zeigefinger

Blasen-Nieren-Energie: Angst

Angst steht in Verbindung mit Blasen-Nieren-Energie. Sie kennen »sich vor Angst in die Hose machen« oder »es geht mir an die Nieren«. **2**

Hilft dem Körper bei
- Blasen- und Nierenproblemen
- zu hohem und zu niedrigem Blutdruck
- Hörproblemen, etwa Tinnitus
- Problemen mit den Knochen und dem Knochenmark
- Problemen mit Zähnen und Zahnfleisch
- Wirbelsäulenproblemen mit dem 2. Halswirbel, 2. Brustwirbel, 8. Brustwirbel sowie 2. Lendenwirbel

Hilft der Psyche
- bei großen und kleinen Ängsten
- bei Zeitproblemen, Perfektionismus
- bei Stress, kreisenden Gedanken

Über den Zeigefinger erreicht man die Energiepunkte 5, 8, 10, 11, 22.

2 Strömen des Zeigefingers

Der Mittelfinger

Leber-Gallen-Energie: Wut

Die Leber-Gallen-Energie kommt aus dem Gleichgewicht, wenn uns »eine Laus über die Leber gelaufen ist« oder »die Galle hochkommt«. **3**

Hilft dem Körper bei
- Armbeschwerden, Hüftproblemen
- Problemen im Brustkorb
- Fieber, Halsschmerzen, Migräne
- Störungen der Fortpflanzungsorgane
- Beschwerden mit den Füßen
- Leber- und Gallenproblemen
- Nackenbeschwerden, Rückenbeschwerden
- Problemen mit dem 3. Halswirbel, 3. und 9. Brustwirbel sowie 3. Lendenwirbel

Hilft der Psyche
- bei Frustration, Ärger abzubauen
- Hassgefühle zu überwinden
- bei Unentschlossenheit

Über den Mittelfinger erreicht man die Energiepunkte 3, 6, 12, 13, 25.

Der Ringfinger

Lungen-Dickdarm-Energie: Kummer und Trauer

Der Ringfinger steht für Loslassen und hilft zum Beispiel auch, Leid und Schmerz aus der Vergangenheit zu klären. **4**

Hilft dem Körper bei
- Allergien
- Problemen mit den Bronchien, der Lunge und der Atmung
- Problemen mit dem Dickdarm, Verdauungsbeschwerden
- Problemen mit den Beinen
- Rückenbeschwerden
- Wirbelsäulenproblemen mit dem 4. Halswirbel, 4. Brustwirbel, 10. Brustwirbel und 4. Lendenwirbel

Hilft der Psyche
- Traurigkeit und Trauer loszulassen

Über den Ringfinger erreicht man die Energiepunkte 2, 4, 7, 14, 17.

3 Strömen des Mittelfingers

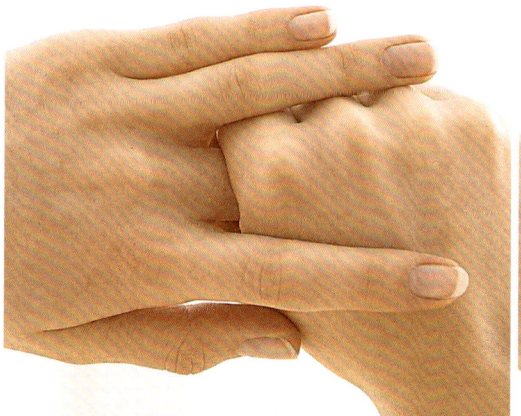

4 Strömen des Ringfingers

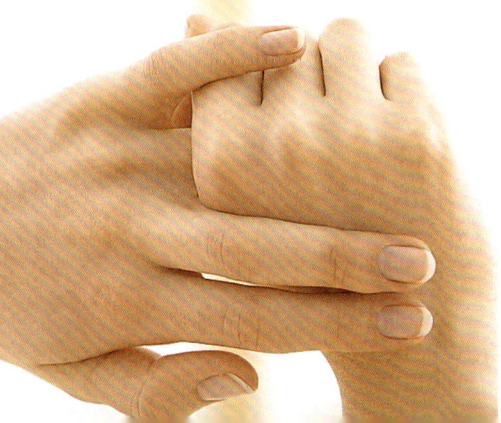

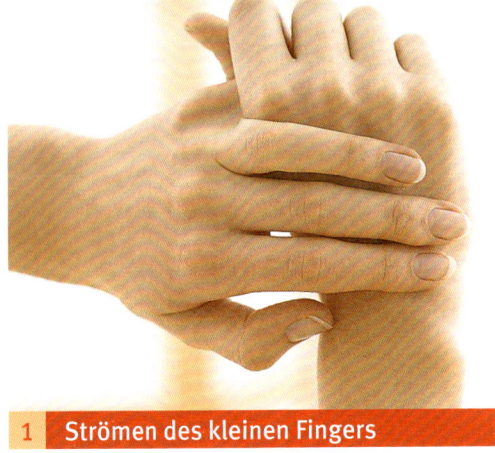

1 Strömen des kleinen Fingers

Der kleine Finger

Herz-Dünndarm-Energie: Verstellung

Wenn wir Dinge tun, die nicht von Herzen kommen, nach außen lachen, obwohl uns eher zum Weinen ist, dann verstellen wir uns. **1**

Hilft dem Körper bei
- hohem und niedrigem Blutdruck
- Herzproblemen
- Dünndarmproblemen
- Gleichgewichtsstörungen
- der Heilung von Knochen und Wunden
- Nerven- und Ohrenproblemen
- Wirbelsäulenproblemen mit dem 5., 6. und 7. Halswirbel, 5. Brustwirbel, 11. Brustwirbel sowie 5. Lendenwirbel

Hilft der Psyche
- wenn man lacht, obwohl einem zum Weinen ist
- wenn man sich übernommen hat
- bei übertriebenem Bemühen

Über den kleinen Finger erreicht man die Punkte 15, 18, 20, 23, 24.

Die Handmitte

Nabel-Zwerchfell-Energie

Wenn wir einander die Hände reichen, Hand in Hand spazieren gehen oder beten, dann strömen wir dabei die Handmitte. **2**

Hilft dem Körper bei
- tauben Händen und Füßen
- Problemen mit dem Nabel
- Problemen mit dem Zwerchfell
- Problemen mit der Schilddrüse

Hilft der Psyche
- bei absoluter Verzweiflung
- die Mitte wieder zu finden und im inneren Gleichgewicht zu bleiben

Über die Handmitte erreicht man den Energiepunkt 26.

2 Strömen der Handmitte

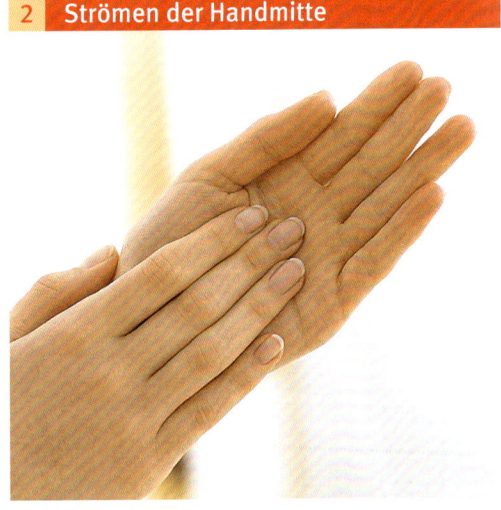

Damit Sie schnell auf den Punkt kommen

Jeder Energiepunkt ist – ebenso wie jeder Finger – unterteilt in körperliche und in psychische Beschwerdebilder. Für manche Symptome kommen mehrere Punkte in Frage. Sie können entweder alle nacheinander strömen und schauen, bei welchem Punkt Sie am meisten spüren. Oder Sie suchen unter den einzelnen Punkten weitere zutreffende Beschwerden und strömen gezielt diesen Punkt.

> **So finden Sie den passenden Energiepunkt**
Ein Beispiel: Ihr Nacken ist verspannt. Wenn Sie zu Kopfschmerzen neigen, strömen Sie Punkt 4. Fühlen Sie sich zu den Verspannungen auch leicht vergrippt, ist Punkt 3 die erste Wahl. Werden Sie bei den Symptomen auf der körperlichen Seite nicht fündig, lesen Sie sich die psychischen Aspekte durch. Jiro Murai hat jedem Energiepunkt besondere Attribute zugewiesen, etwa der »Allgemeinmediziner«, der »Manager« oder der »Chiropraktiker«. Diese Bezeichnungen sind hilfreich bei der Suche nach dem richtigen Energiepunkt. Wer also unter Nackenverspannungen und Problemen mit der Halswirbelsäule leidet, für den kann der »Chiropraktiker« (Energiepunkt 6) der passende sein.
Achtung: Es gibt drei Energiepunkte, welche auf den folgenden Seiten nicht extra beschrieben werden, die aber gelegentlich für Kombinationsgriffe von Bedeutung sind: die Energiepunkte hohe 1, tiefe 8 und hohe 19. Die Punkte hohe 1 und hohe 19 befinden sich jeweils eine Handbreit über Punkt 1 beziehungsweise Punkt 19. Die tiefe 8 liegt eine Handbreit unter Punkt 8 (siehe Abbildungen Seite 46/47).

> **Wenn Sie einen Punkt nicht erreichen**
Sie kommen an einen Punkt nicht heran, weil er auf dem Rücken liegt, Sie verspannt sind oder dabei Schmerzen haben? Dann halten Sie erst die eine und dann die andere Seite. Wenn das nicht klappt, lassen Sie sich strömen. Oder Sie verwenden als Kurzgriff den entsprechenden Finger (siehe GU-Erfolgstipp Seite 45) oder den Öffnungsgriff (unten).

> **Wenn sich nichts bewegt: der Öffnungsgriff**
Sie haben das Gefühl, der Energiepunkt, den Sie strömen, reagiert nicht? Gerade bei Beschwerden, die man schon länger mit sich herumträgt, lässt sich der Energiepunkt oft nicht mehr mühelos öffnen und braucht zusätzlich die Energie von anderen Punkten. Dafür gibt es den Öffnungsgriff. Er kann einmal oder auch mehrmals statt des eigentlichen Energiepunktes geströmt werden.

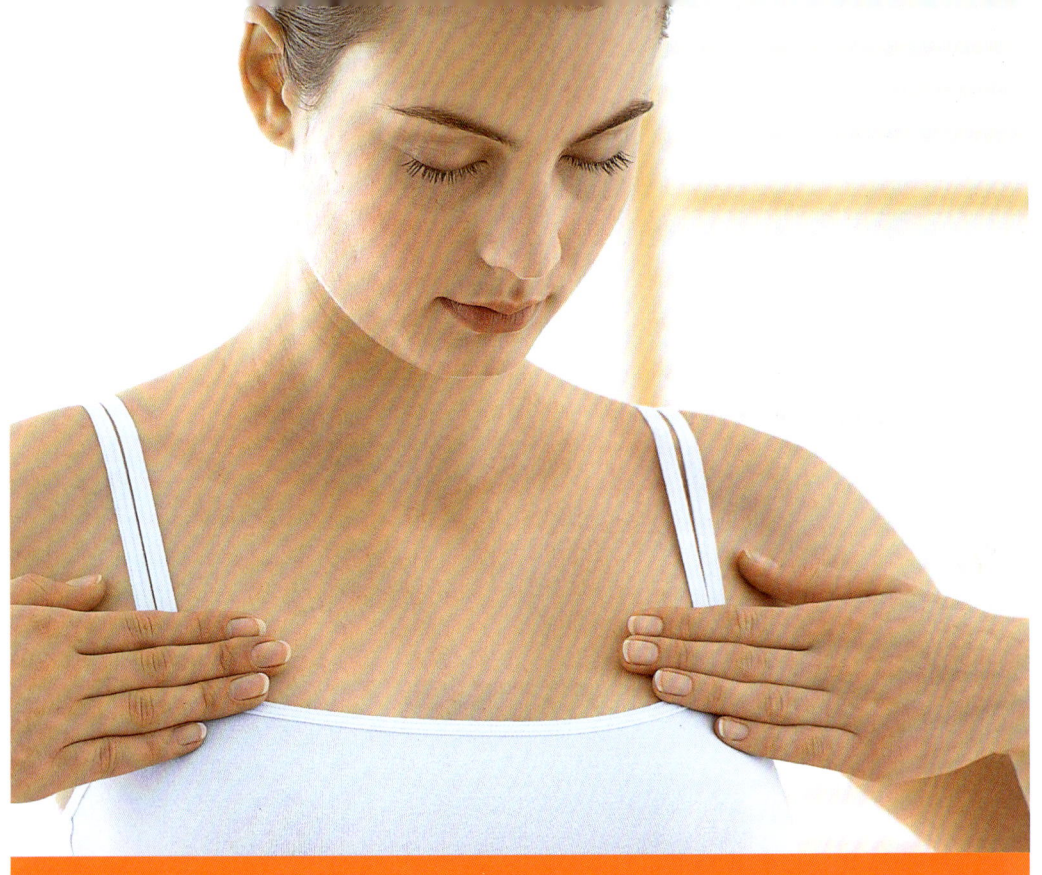

Das Strömen der Energiepunkte

Den 26 Energiepunkten, die paarweise auf der linken und rechten Körperhälfte liegen, werden bestimmte Organe, Körperregionen und Emotionen zugeordnet. Über diese Punkte können Sie Blockaden lösen und Ihre Beschwerden noch gezielter erreichen und behandeln als über das Strömen Ihrer Finger. Sofern nichts anderes angegeben ist, legen Sie Ihre Hände immer auf beide Energiepunkte. In der Regel liegt die rechte Hand auf dem rechten Energiepunkt, die linke auf dem linken.

So strömen Sie richtig

Die Energiepunkte (Abbildungen Seite 46/47) strömen Sie, indem Sie die Punkte mit den Fingerspitzen berühren. Dafür legen Sie alle Finger einer Hand nebeneinander auf den abgebildeten Energiepunkt. Im Idealfall ist der Mittelfinger direkt auf dem Punkt, denn er leistet besonders schnelle Starthilfe. Da der Radius eines Energiepunktes etwa sieben Zentimeter beträgt, brauchen Sie keine Angst zu haben, einen Punkt nicht genau zu treffen. Zu jedem Energiepunkt gibt es körperliche und psychische Aspekte. Die Wechselwirkung von Körper und Seele werden Sie bald entdecken. Sie lernen sich selbst besser kennen und kommen dadurch der Ursache Ihrer Beschwerden auf die Spur. Bei der Suche kann Ihnen auch die Körperseite helfen, auf der die Beschwerden Sie plagen: Probleme auf der linken Körperhälfte haben meist mit alten, auf der rechten Seite mit aktuellen Themen zu tun.

Die Energiepunkte reagieren

Sobald Sie ein wenig Strömerfahrung gewonnen haben, werden Sie merken, dass der Punkt, den Sie gerade strömen, sich unter Ihren Fingern meldet. Ein gleichmäßiges Pulsieren beider Energiepunkte sagt Ihnen, dass die Energie wieder im Fluss ist. Spüren Sie dieses Pulsieren anfangs nicht, richten Sie sich einfach nach der Uhr oder nach Ihrem Gefühl. Mindestens drei Minuten sollten Sie einen Energiepunkt allerdings halten. Im Fall von akuten und chronischen Beschwerden ist es ratsam, mehrmals täglich bis zu insgesamt einer Stunde zu strömen.

Andere strömen

Sobald Sie Ihre ersten positiven Erfahrungen mit Jin Shin Jyutsu gemacht haben, werden Sie auch andere strömen wollen. Achten Sie darauf, dass derjenige entspannt liegt oder sitzt. Und auch Sie selbst sollten eine bequeme Position einnehmen. Sie können andere auch strömen, wenn es Ihnen selbst nicht gut geht. Denn Ihre Hände sind nur Starterkabel, Ihrer eigenen Lebensbatterie geht keine Energie verloren. Wenn also die ganze Familie mit Grippe im Bett liegt, ist gegenseitiges Strömen durchaus angesagt.

> **GU-ERFOLGSTIPP**
>
> **DER KURZGRIFF FÜR UNTERWEGS**
>
> Als schnelle Alternative für unterwegs ist der Kurzgriff gedacht: Sie halten dafür einfach den rechten und linken Finger, der dem jeweiligen Energiepunkt zugeordnet ist, den Sie strömen möchten. Alle Energiepunkte und Kurzgriffe finden Sie auf den Seiten 48 bis 73.

Energiepunkte auf der Vorderseite des Körpers

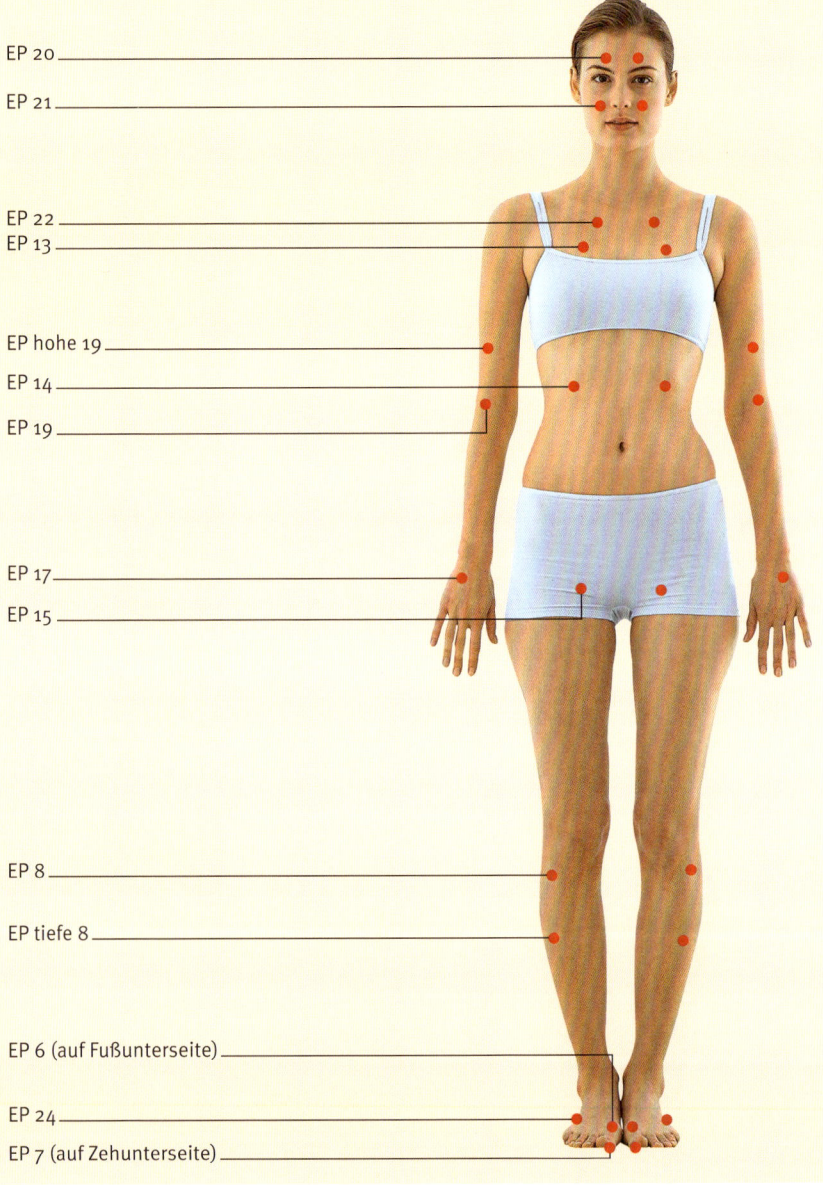

- EP 20
- EP 21
- EP 22
- EP 13
- EP hohe 19
- EP 14
- EP 19
- EP 17
- EP 15
- EP 8
- EP tiefe 8
- EP 6 (auf Fußunterseite)
- EP 24
- EP 7 (auf Zehunterseite)

Energiepunkte auf der Rückseite des Körpers

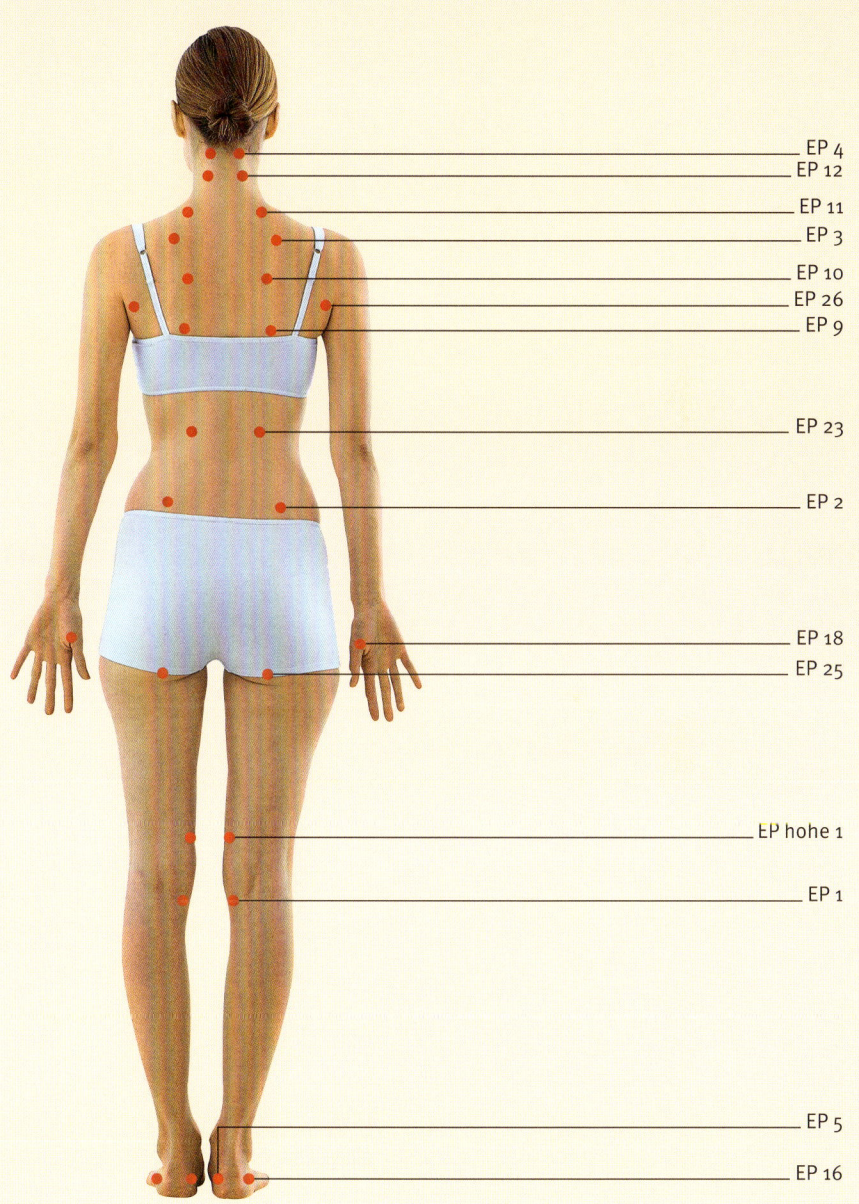

III Das Strömen der Energiepunkte 47

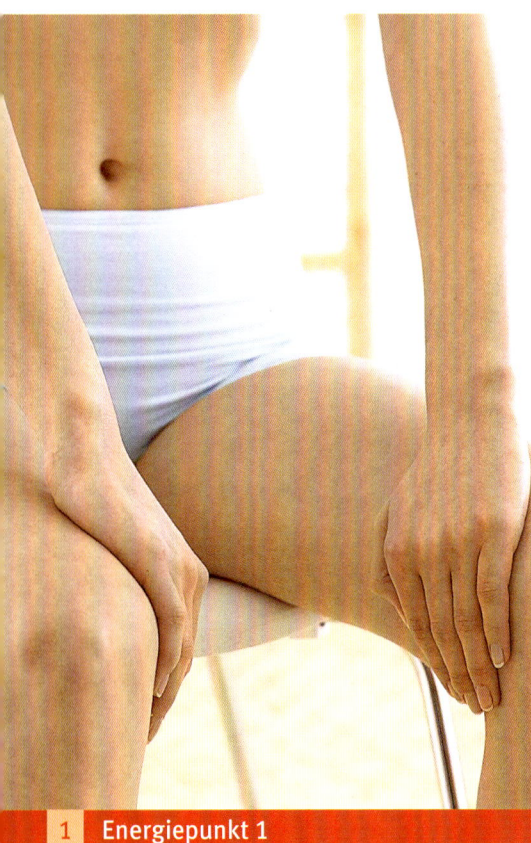

1 Energiepunkt 1

Energiepunkt 1

Allgemeinmediziner – Urbeweger – allgemeiner Harmonisierer

Energiepunkt 1 steht mit allen anderen Energiepunkten in Verbindung. Er bringt sämtliche Energien in Bewegung und erreicht alle tiefen Schichten des Körpers. Energiepunkt 1 ist immer dann angesagt, wenn Sie in Lebenssituationen feststecken und nicht weiter wissen.

Hilft dem Körper bei
> Atemwegserkrankungen und Atmungsproblemen
> Bauchproblemen, etwa Blähungen oder Völlegefühl
> Magen-Darm-Grippe
> Spannungskopfschmerz
> Schluckauf
> Verdauungsproblemen

Hilft der Psyche
> das Selbstbewusstsein zu stärken
> Sorgen loszulassen
> Vergangenes und Festgehaltenes loszulassen
> sich wieder in Bewegung und Schwung zu bringen
> im Leben vorwärtszugehen

Lage: Energiepunkt 1 befindet sich jeweils an der rechten und linken Innenseite des Knies. **1**

Suchhilfe: Beugt man das Knie, entsteht an der Innenseite eine Falte. Dort befindet sich Energiepunkt 1.

Strömanleitung: Die Fingerspitzen der rechten Hand leicht auf den rechten Energiepunkt 1 legen. Gleichzeitig: Fingerspitzen der linken Hand leicht auf den linken Energiepunkt 1 legen.

Kurzgriff: Daumen halten

Öffnungsgriff: Energiepunkt 1 und 2 über Kreuz halten: rechte Hand auf linken Punkt 1 und linke Hand auf rechten Punkt 2. Dann wechseln: linke Hand auf rechte 1, rechte Hand auf linke 2.

Energiepunkt 2

Orthopäde – Weisheit – Lebenskraft

Energiepunkt 2 hilft der Energie, an der Körperrückseite aufzusteigen und an der Körpervorderseite abzusteigen. Dieser Punkt gibt dem gesamten Körper neue Lebenskraft.

Hilft dem Körper bei
> Problemen mit der Atmung
> Problemen im Becken
> Hüftproblemen
> Spannungsgefühlen in den Beinen
> Blutdruckproblemen
> Verdauungsbeschwerden
> Knochenbeschwerden, etwa Osteoporose
> Problemen mit der Körperhaltung
> allen Rückenbeschwerden (nimmt Gewicht vom Rücken)

Hilft der Psyche
> sich selbst und andere anzunehmen
> Situationen anzunehmen
> Unsicherheit und Zerrissenheit loszulassen
> eine klare Sicht der Dinge zu finden
> Selbsterkenntnis zu erlangen
> aufrecht durchs Leben zu gehen

Lage: Punkt 2 befindet sich auf dem Rücken, jeweils etwa 5 cm rechts und links der Wirbelsäule auf dem Beckenrand. 2

Suchhilfe: Sie kennen das sicher: Nach längerem Bücken stützt man beim Aufrichten automatisch die Hände zur Entlastung in den Rücken. Dort liegt Energiepunkt 2.

Strömanleitung: Die Fingerspitzen der rechten Hand leicht auf den rechten Energiepunkt 2 legen.
Gleichzeitig: Die Fingerspitzen der linken Hand auf den linken Energiepunkt 2 legen.

Kurzgriff: Ringfinger halten

Öffnungsgriff: Schambein und Steißbein halten: rechte Hand auf das Steißbein und linke Hand auf das Schambein legen. Dann Hände wechseln.

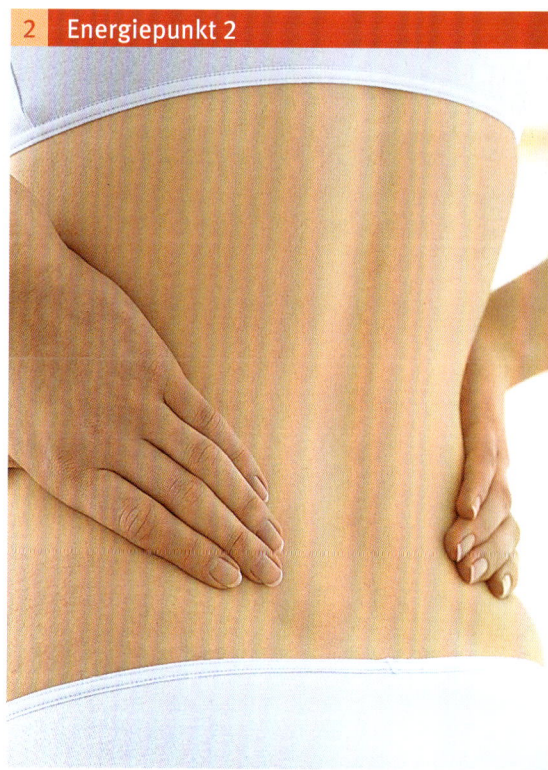

2 Energiepunkt 2

Energiepunkt 3

Atemspezialist – natürliches Antibiotikum – Tür

Energiepunkt 3 gleicht einer Schwingtür, die beim Aufgehen Spannungen entlädt und beim Zurückschwingen Energie empfängt. Er setzt außerdem körpereigenes Antibiotikum frei.

Hilft dem Körper bei
> Atmungs- und Lungenproblemen
> Problemen im Beckenbereich
> Erkältungen, Grippe, Halsschmerzen
> der Stärkung des Immunsystems
> Fieber
> Infektionen
> der Stärkung des Lymphsystems
> Nackenverspannungen

Hilft der Psyche
> geben und nehmen zu können
> Frieden und Harmonie zu finden
> Ordnung zu halten
> Verständnis für sich zu haben
> Verständnis für andere zu haben
> Ziele zu erreichen

Lage: Der rechte Energiepunkt 3 befindet sich an der linken oberen Ecke des rechten Schulterblattes; der linke Energiepunkt 3 an der rechten oberen Ecke des linken Schulterblattes. 1

Suchhilfe: Legen Sie die Hand am Hals ansetzend auf Ihre Schulter. Sie spüren mit Mittel- oder Ringfinger die Schulterblattecke. Dort liegt Energiepunkt 3.

Strömanleitung: Fingerspitzen der rechten Hand leicht auf den rechten Energiepunkt 3 legen. Gleichzeitig: Finger der linken Hand auf den linken Energiepunkt 3 legen. Bei Verspannungen ist es angenehmer, Punkt 3 über Kreuz zu halten.

Kurzgriff: Mittelfinger halten

Öffnungsgriff: Energiepunkt 6 und 15 über Kreuz halten: rechte Hand auf rechten Punkt 6 und linke Hand auf linken Punkt 15. Dann wechseln: linke Hand auf linke 6, rechte Hand auf rechte 15.

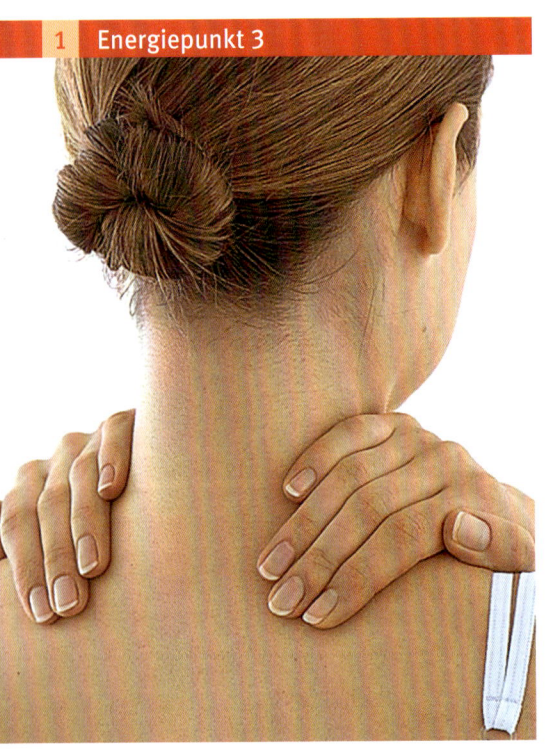

1 Energiepunkt 3

Energiepunkt 4

Manager – Fenster

Energiepunkt 4 liegt dort, wo Nervenstränge und Gefäße aus- und eintreten. Dieser Punkt ist die Brücke vom Unsichtbaren zum Sichtbaren.

Hilft dem Körper bei
- allen Augenproblemen
- Hals- und Nackenbeschwerden
- Beschwerden mit der Halswirbelsäule
- Spannungsgefühlen im Herz und Brustbereich
- Kopfschmerzen und Migräne
- Nebenhöhlenbeschwerden, Nasenbluten
- Schlaflosigkeit, Ohnmacht, Schock und Unfall-Trauma

Hilft der Psyche
- Ideen in die Tat umzusetzen
- Entwicklungsblockaden zu lösen
- Rachegefühle zu überwinden
- Selbstmordgedanken aufzulösen
- die Konzentration zu stärken
- einen klaren Kopf zu bekommen
- die seelische und geistige Entwicklung zu stärken

Lage: Energiepunkt 4 befindet sich am Hinterkopf, rechts und links von der Halswirbelsäule an der Schädelbasis. **2**

Suchhilfe: Unter dem Knochen am Haaransatz, jeweils rechts und links der Halswirbelsäule, befindet sich Punkt 4.

Strömanleitung: Die Fingerspitzen der rechten Hand leicht auf den rechten Energiepunkt 4 legen. Gleichzeitig: Die Fingerspitzen der linken Hand auf den linken Energiepunkt 4 legen.

Kurzgriff: Ringfinger halten

Öffnungsgriff: Energiepunkte 4 und 21 über Kreuz halten: rechte Hand auf linke 4 und linke Hand auf rechte 21. Dann wechseln: linke Hand auf rechte 4, rechte Hand auf linke 21.

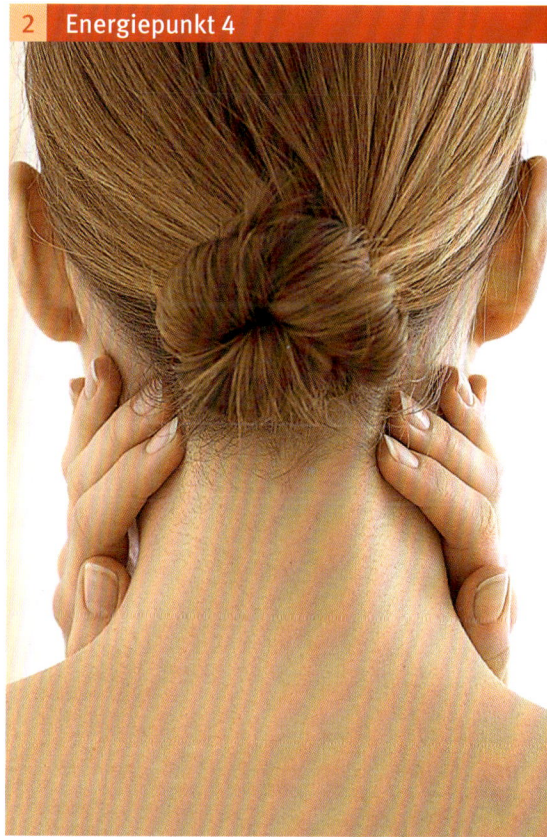

2 Energiepunkt 4

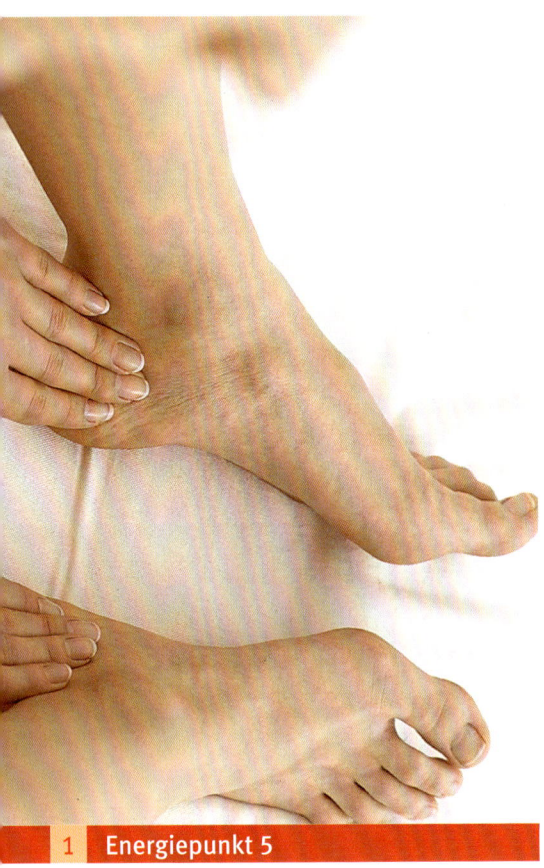

1　Energiepunkt 5

Energiepunkt 5

Angstbefreier – Erneuerung

Energiepunkt 5 löst Ängste auf und unterstützt dabei, Altes abzulegen und Neues anzunehmen.

Hilft dem Körper bei
- Problemen im Brustraum
- Problemen mit Bauchspeicheldrüse und Milz
- Energiemangel
- Hörproblemen
- Kopfschmerzen
- Verdauungsstörungen
- Schmerzen
- Schulterproblemen

Hilft der Psyche
- das Bewusstsein zu verändern
- Ursache und Wirkung zu erkennen
- Altes loszulassen, Neues anzunehmen
- bei allen Formen von Ängsten, etwa Existenz- oder Lebensangst

Lage: Energiepunkt 5 befindet sich an der Innenseite des Fußgelenkes, zwischen Fußknöchel und Ferse. 1

Suchhilfe: Stellen Sie Ihren Fuß auf einen Stuhl. Tasten Sie nun an der Fußinnenseite in der Nähe der Ferse, bis Sie eine kleine weiche Vertiefung spüren. Dort befindet sich Energiepunkt 5.

Strömanleitung: Die Fingerspitzen der rechten Hand leicht auf den rechten Energiepunkt 5 legen. Gleichzeitig: Die Fingerspitzen der linken Hand leicht auf den linken Energiepunkt 5 legen.

Kurzgriff: Zeigefinger halten

Öffnungsgriff: Energiepunkte 15 und 5 gleichseitig halten: rechte Hand auf rechte 15 und linke Hand auf rechte 5. Dann wechseln: linke Hand auf linke 15, rechte Hand auf linke 5.

Energiepunkt 6

Chiropraktiker – Gleichgewicht – Unterscheidungsfähigkeit

Energiepunkt 6 bringt den Körper in die aufrechte Haltung. Dieser Punkt fördert nicht nur die Urteilskraft, sondern auch die Unterscheidungsfähigkeit ohne Wertung.

Hilft dem Körper bei
> Bandscheibenvorfällen
> Spannungsgefühlen im Brustraum
> Gleichgewichtsstörungen
> Osteoporose
> Schwindel
> Verspannungen in Rücken und Hüfte
> ausgerenkten Wirbeln und Gelenken
> Wirbelsäulenverkrümmung

Hilft der Psyche
> das seelische Gleichgewicht zu finden
> das Urteilsvermögen zu schärfen
> aufrichtig zu sein
> Verständnis für andere zu haben
> Situationen anzunehmen, ohne sie zu bewerten

Lage: Energiepunkt 6 befindet sich unter der Fußsohle am Fußgewölbe. 2

Suchhilfe: Zwei Finger breit unter dem Großzehenballen auf der Linie des großen Zehs liegt Energiepunkt 6.

Strömanleitung: Finger der rechten Hand auf den rechten Energiepunkt 6 legen. Gleichzeitig: Die Finger der linken Hand auf den linken Energiepunkt 6 legen.

Kurzgriff: Mittelfinger halten

Öffnungsgriff: Energiepunkte 15 und 3 gleichseitig halten: rechte Hand auf rechte 15 und linke Hand auf rechte 3. Dann wechseln: linke Hand auf linke 15, rechte Hand auf linke 3.

2 Energiepunkt 6

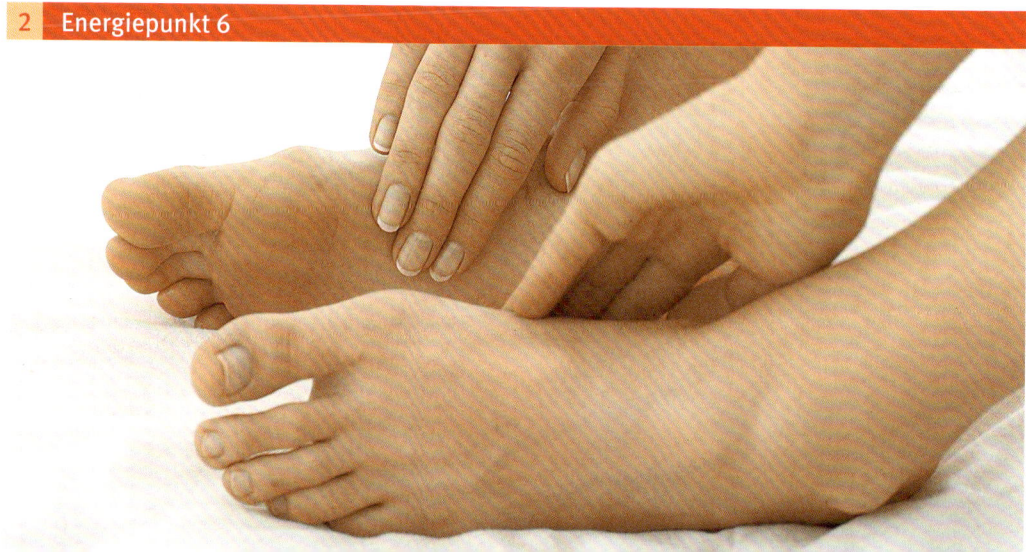

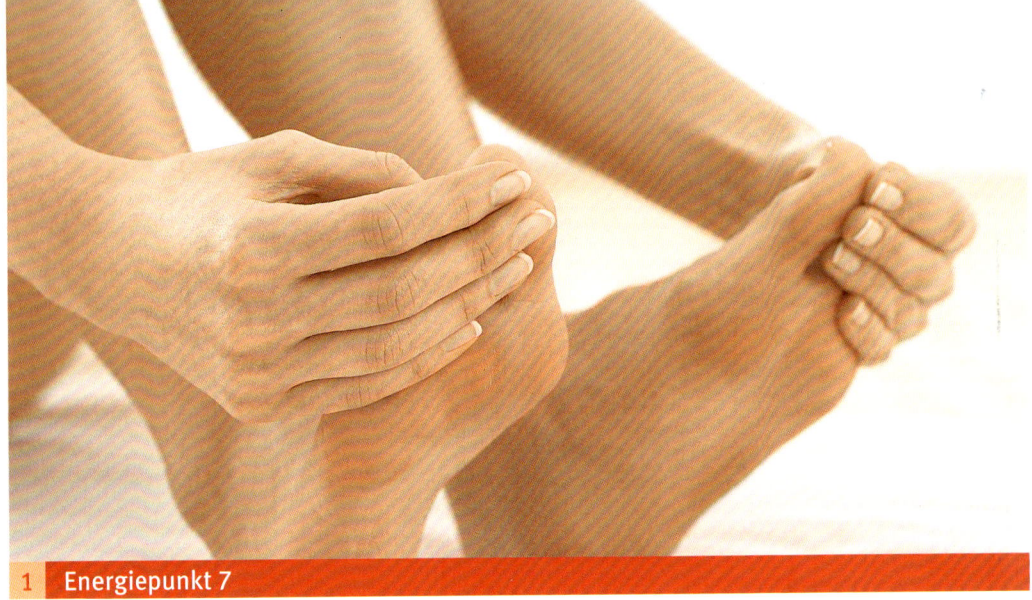

1 Energiepunkt 7

Energiepunkt 7

Vollkommene Lebenskraft – Sieg

Energiepunkt 7 steht für Bewegung, Wandlung und Entwicklung.

Hilft dem Körper bei
- Atemproblemen
- Asthma, Heuschnupfen, Allergien
- Druck in der Brust
- epileptischen Anfällen
- Benommenheit, Schwindel
- Schockzuständen
- Kopfschmerzen
- Magenschmerzen, Übelkeit
- Rückenproblemen
- Verdauungsproblemen

Hilft der Psyche
- bei Sorgen
- bei Grübeleien
- bei Schlafstörungen
- zu entspannen
- einen klaren Kopf zu bekommen

Lage: Energiepunkt 7 befindet sich jeweils an der Unterseite der großen Zehen. **1**

Strömanleitung: Die Fingerspitzen der rechten Hand leicht auf den rechten Energiepunkt 7 legen. Gleichzeitig: Die Fingerspitzen der linken Hand leicht auf den linken Energiepunkt 7 legen. Wer mag, kann zum Strömen auch die Großzehen mit den Fingern umschließen. Strömen Sie am besten im Sitzen und stellen Sie Ihre Füße dabei auf einen Stuhl.

Kurzgriff: Ringfinger halten

Öffnungsgriff: Energiepunkte 15 und 5 über Kreuz halten: rechte Hand auf rechte 15 und linke Hand auf linke 5. Dann wechseln: linke Hand auf linke 15, rechte Hand auf rechte 5.

Energiepunkt 8

Rhythmus – Stärke – Frieden

Energiepunkt 8 symbolisiert die Unendlichkeit. Er verbindet uns mit dem Rhythmus, der Stärke und dem Frieden des Universums.

Hilft dem Körper bei
> Ausscheidungsproblemen wie Durchfall und Verstopfung
> Beckengürtelbeschwerden
> Beckenschiefstand
> Fortpflanzungsproblemen
> der Geburt
> Hämorrhoiden
> Hauteinrissen in der Analregion
> Hautproblemen
> Muskelverspannungen
> Wadenkrämpfen
> Prostatabeschwerden
> Problemen beim Wasserlassen

Hilft der Psyche
> die Persönlichkeit zu entfalten
> die Intuition zu stärken
> inneren Frieden zu finden
> Vertrauen in das Leben zu gewinnen

Lage: Punkt 8 sitzt an der Außenseite des Knies, unter dem Kniegelenk, am Sehnenansatz der Unterschenkelmuskulatur. 2

Suchhilfe: Wo die äußere Hosenbeinnaht verläuft, ist unterhalb des Knies ein runder Knochenansatz spürbar. Dort liegt Punkt 8.

Strömanleitung: Die Fingerspitzen der rechten Hand leicht auf den rechten Energiepunkt 8 legen. Gleichzeitig: Die Fingerspitzen der linken Hand auf den linken Energiepunkt 8 legen.

Kurzgriff: Zeigefinger halten

Öffnungsgriff: Energiepunkte 15 und 6 gleichseitig halten: rechte Hand auf rechten Punkt 15 und linke Hand auf rechten Punkt 6. Dann wechseln: linke Hand auf linke 15, rechte Hand auf linke 6.

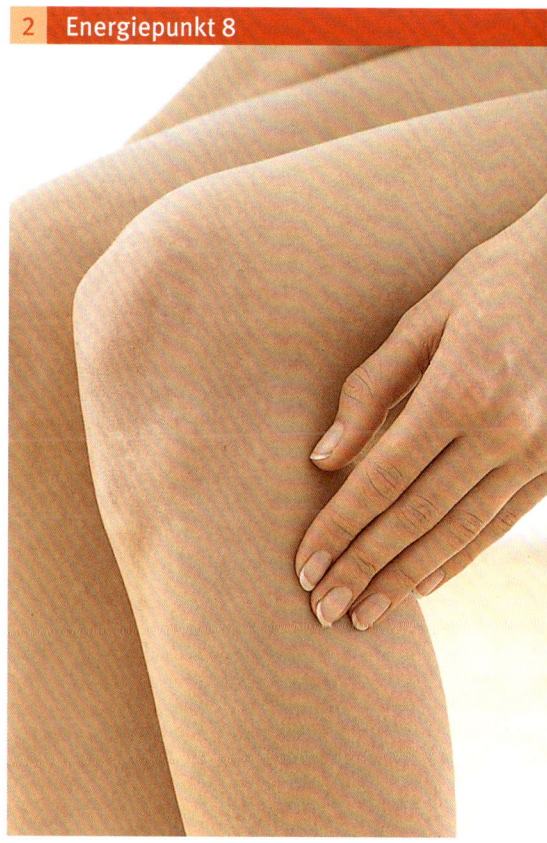

2 Energiepunkt 8

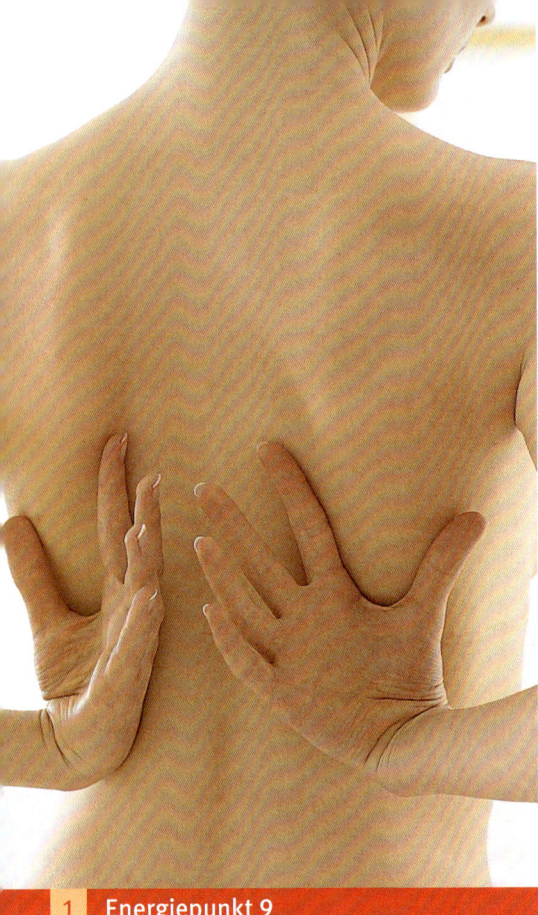

1 Energiepunkt 9

Energiepunkt 9

Ende eines alten und Anfang eines neuen Zyklus

Energiepunkt 9 hilft in allen Lebenssituationen, einen Neuanfang zu finden.

Hilft dem Körper bei

- Atembeschwerden, etwa Asthma oder Erkältungen
- Problemen mit Armen, Beinen und Füßen
- Problemen mit dem Blutdruck
- Hüftproblemen, Beschwerden des Rückens
- Heuschnupfen
- Lungenproblemen
- Problemen mit den Stirn- und Nasennebenhöhlen

Hilft der Psyche

- unter Vergangenes einen Schlussstrich zu ziehen und neu anfangen zu können
- reinen Tisch zu machen
- sich selbst zu verstehen

Lage: Energiepunkt 9 befindet sich auf dem Rücken, an der unteren Schulterblattspitze, zwei Fingerbreit in Richtung Wirbelsäule. Auf dem Foto liegt er dort, wo der Zeigefinger an der Handfläche ansetzt. **1**

Suchhilfe: Wenn Sie Ihren Arm nach vorn und hinten bewegen, können Sie mit der anderen Hand fühlen, wie sich das Schulterblatt bewegt. So finden Sie die untere Schulterblattecke.

Strömanleitung: Die Finger der rechten Hand leicht auf den rechten Energiepunkt 9 legen. Gleichzeitig: Die Finger der linken Hand auf den linken Energiepunkt 9 legen. Diesen Punkt müssen Sie sich strömen lassen oder als Ersatz den Kurz- oder Öffnungsgriff nehmen.

Kurzgriff: Daumen halten

Öffnungsgriff: Energiepunkte 19 über Kreuz halten: gleichzeitig rechte Hand auf linke 19 und linke Hand auf rechte 19.

Energiepunkt 10

Unbegrenzte Lebensenergie – Speicher der Fülle

Hilft dabei, uns zu öffnen, und bringt uns einen Schritt nach vorn.

Hilft dem Körper bei
> Atembeschwerden
> Blutdruck- und Kreislaufproblemen
> Herzproblemen
> Spannungsgefühlen im Brustkorb
> Knieproblemen
> Legasthenie
> Problemen mit der Stimme, etwa Stottern oder Kehlkopfentzündung

Hilft der Psyche
> bei allen Herzensangelegenheiten
> bei Kraftlosigkeit, Vitalitätsmangel
> sich zu öffnen, etwa für Eindrücke oder Begegnungen

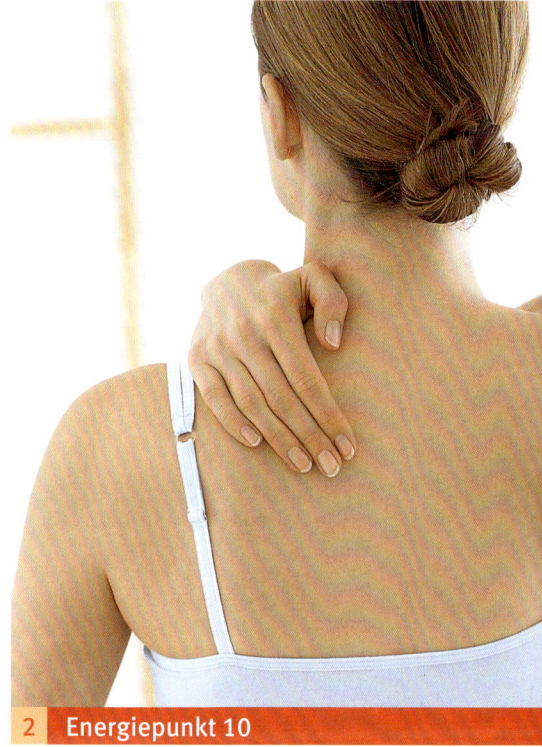

2 Energiepunkt 10

Lage: Energiepunkt 10 befindet sich auf dem Rücken, am mittleren Rand des Schulterblattes. 2

Suchhilfe: Wenn Sie Ihren Arm nach vorn und hinten bewegen, bewegt sich auch das Schulterblatt. Suchen Sie die untere und obere Schulterblattecke. In der Mitte der beiden, zwei Fingerbreit in Richtung Wirbelsäule, liegt Energiepunkt 10.

Strömanleitung: Die Fingerspitzen der rechten Hand leicht auf den rechten Energiepunkt 10 legen. Gleichzeitig: Die Fingerspitzen der linken Hand auf den linken Energiepunkt 10 legen. Diesen Energiepunkt müssen Sie sich strömen lassen oder als Ersatz den Kurz- oder Öffnungsgriff nehmen.

Kurzgriff: Zeigefinger halten

Öffnungsgriff: Energiepunkte hohe 19 und hohe 1 über Kreuz halten: Diese Punkte liegen je eine Handbreit über den Punkten 19 beziehungsweise 1. Rechte Hand auf linke hohe 19 und linke Hand auf rechte hohe 1. Dann wechseln: linke Hand auf rechte hohe 19, rechte Hand auf linke hohe 1.

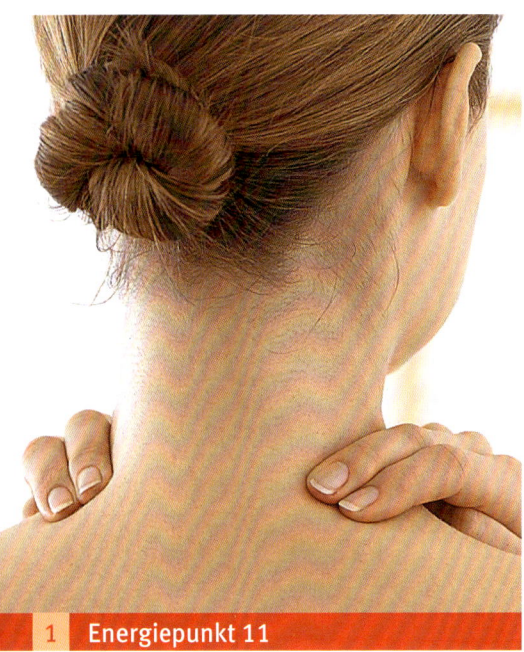

1 Energiepunkt 11

Energiepunkt 11

Hausmeister – Gerechtigkeit – Überflüssige Lasten abladen

Energiepunkt 11 ist der Generalschlüssel für sämtliche Energiepunkte.

Hilft dem Körper bei
- Beschwerden an Fingern, Händen, Ellbogen und Armen
- Problemen mit der Bauchspeicheldrüse
- Bein- und Fußproblemen
- Hüftbeschwerden
- Problemen mit dem Blut
- hormonellen Veränderungen, etwa in der Pubertät, Schwangerschaft oder in den Wechseljahren
- Ischialgie und Hexenschuss
- Problemen mit dem Nacken
- Problemen mit der Halswirbelsäule
- Schulterbeschwerden
- Schleudertrauma

Hilft der Psyche
- bei empfundener Ungerechtigkeit
- bei zu viel Verantwortung
- bei zu großer Belastung
- bei Furcht und Angst
- bei Schuldgefühlen
- Kraft für Entscheidungen zu bekommen

Lage: Energiepunkt 11 befindet sich hinten am Hals, und zwar dort, wo Hals und Schulter zusammentreffen. **1**

Suchhilfe: Wo Ketten hinten am Hals anliegen, befindet sich Energiepunkt 11.

Strömanleitung: Die Fingerspitzen der rechten Hand leicht auf den rechten Energiepunkt 11 legen. Gleichzeitig: Die Finger der linken Hand auf den linken Energiepunkt 11 legen. Bei Verspannungen ist es oft angenehmer, Punkt 11 über Kreuz zu halten.

Kurzgriff: Zeigefinger halten

Öffnungsgriff: Energiepunkte 11 und 25 gleichzeitig halten: rechte Hand auf linke 11 und linke Hand auf linke 25. Dann wechseln: linke Hand auf rechte 11, rechte Hand auf rechte 25.

Energiepunkt 12

Einklang mit dem Universum und dem eigenen Willen

Energiepunkt 12 steht dafür, sich zurückzunehmen, anderen zuzuhören und etwas anzunehmen.

Hilft dem Körper bei
> der Entlastung der Galle
> der Entgiftung der Leber
> Ischialgie und Hexenschuss
> einem »Kater«
> Problemen mit den Kiefergelenken
> Neurodermitis
> Schleudertrauma
> Verspannungen an Hals, Nacken und Schultern

Hilft der Psyche
> bei Halsstarrigkeit und Verbissenheit (»ich will aber!«)
> Freude zu empfinden
> Toleranz sich selbst und anderen gegenüber zu entwickeln
> eine festgefahrene Lebensweise zu verändern
> das emotionale Gleichgewicht wiederherzustellen
> bei festgefahrenen Einstellungen

Lage: Energiepunkt 12 befindet sich im Nacken, rechts und links der Halswirbelsäule neben dem 4. Halswirbel auf dem Muskelstrang. 2

Suchhilfe: Punkt 12 liegt in der Mitte zwischen Haaransatz und Schulteranfang.

Strömanleitung: Die Fingerspitzen der rechten Hand leicht auf den rechten Punkt 12 legen. Gleichzeitig: Die Finger der linken Hand auf den linken Punkt 12 legen.

Kurzgriff: Mittelfinger halten

Öffnungsgriff: Energiepunkte 12 und Steißbein halten: rechte Hand auf linke 12 und linke Hand auf das Steißbein legen. Dann wechseln: linke Hand auf rechte 12, rechte Hand auf Steißbein.

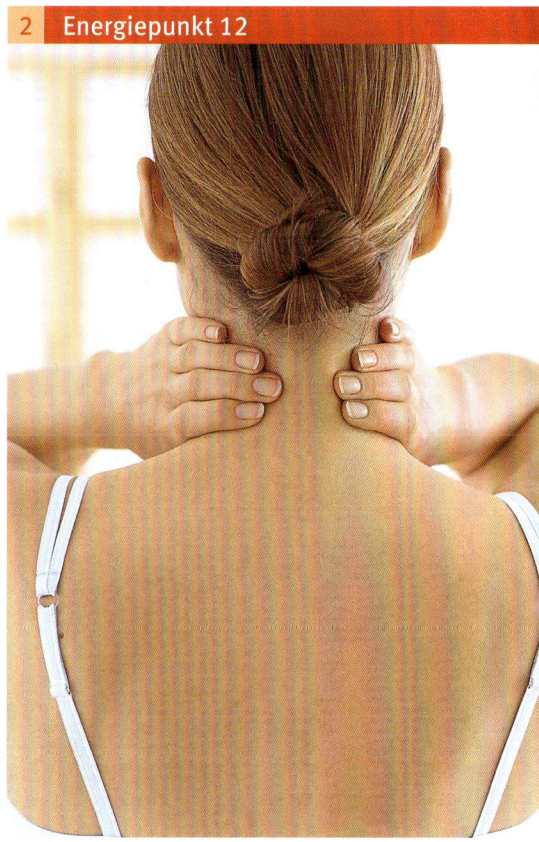

2 Energiepunkt 12

Energiepunkt 13

Fruchtbarkeitsspezialist – Jungbrunnen – Liebe deine Feinde

Auf Energiepunkt 13 setzen sich tiefe Schuldgefühle und Verletzungen fest. Über diesen Punkt können wir die Ursachen dafür erkennen und haben die Möglichkeit, uns selbst und anderen zu verzeihen.

Hilft dem Körper bei
> zu großem Appetit
> zu wenig Appetit

> Fortpflanzungsproblemen
> sexuellen Problemen
> gynäkologischen Beschwerden
> hormonellen Problemen
> schwachem Immunsystem
> Nacken- und Schulterverspannungen
> Problemen mit der Schilddrüse
> allen Formen von Süchten

Hilft der Psyche
> bei Schuldgefühlen
> bei aufgestautem Hass und Groll
> bei emotionalen Verletzungen
> bei der geistigen Entwicklung
> das Gute in anderen zu sehen
> »Fehler« zu erkennen

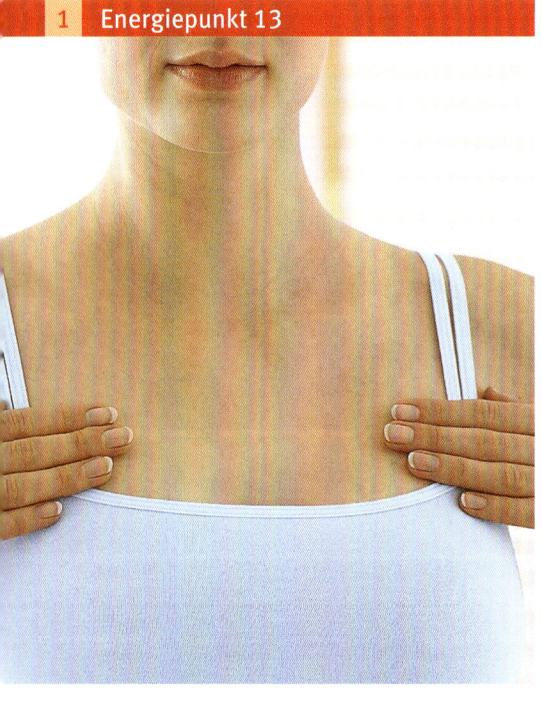

1 Energiepunkt 13

Lage: Punkt 13 befindet sich vorn am Brustkorb, in Höhe der dritten Rippe, rechts und links vom Brustbein. 1

Suchhilfe: Legen Sie Ihre Hände aufeinander über Kreuz auf das Dekolletee. Dort, wo der kleine Finger aufliegt, befindet sich Energiepunkt 13.

Strömanleitung: Die Fingerspitzen der rechten Hand leicht auf den rechten Energiepunkt 13 legen. Gleichzeitig: Die Finger der linken Hand leicht auf den linken Energiepunkt 13 legen.

Kurzgriff: Mittelfinger halten

Öffnungsgriff: Energiepunkte hohe 19 über Kreuz halten: Der Nebenpunkt hohe 19 befindet sich genau eine Handbreit über Punkt 19. Gleichzeitig rechte Hand auf linke hohe 19 und linke Hand auf rechte hohe 19.

Energiepunkt 14

Ernährer – Gleichgewicht

Energiepunkt 14 bringt den Körper ins Gleichgewicht und nährt uns.

Hilft dem Körper bei
- Asthma
- Augenproblemen
- Bauchschmerzen
- Blähungen
- Sodbrennen
- Gewichtsproblemen
- Problemen mit Bauchspeicheldrüse, Magen und Milz
- Leber- und Gallenproblemen
- allen Schlafproblemen, etwa Albträumen, Ein- und Durchschlafschwierigkeiten

Hilft der Psyche
- Gefühle und Verstand zu harmonisieren
- bei materieller Gier
- Konkurrenzdenken zu überwinden
- bei Eifersucht und Neid
- Belastungen zu harmonisieren
- bei Sehnsüchten

Lage: Energiepunkt 14 liegt auf der Vorderseite des Körpers, jeweils rechts und links am Rand des Rippenbogens. 2

Suchhilfe: Wenn Sie Ihre Finger von der Mitte beginnend auf den Rippenbogen legen, dann finden Sie dort, wo jeweils der kleine Finger aufliegt, Energiepunkt 14.

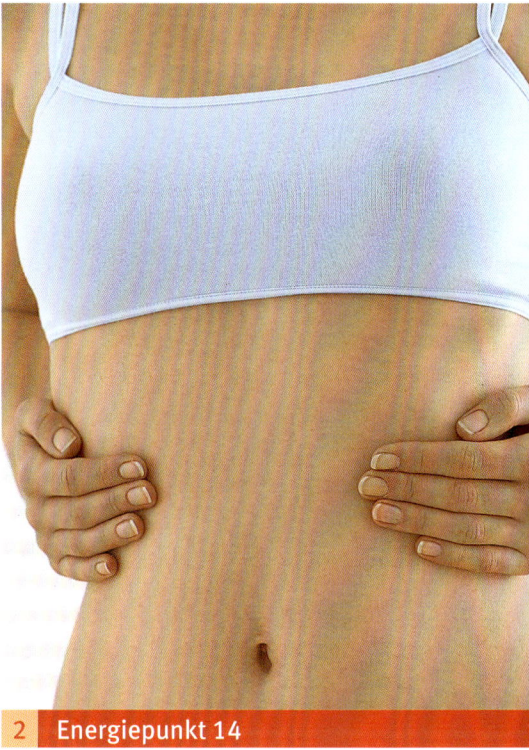

2 Energiepunkt 14

Strömanleitung: Die Fingerspitzen der rechten Hand leicht auf den rechten Punkt 14 legen. Gleichzeitig: Die Fingerspitzen der linken Hand auf den linken Punkt 14 legen.

Kurzgriff: Ringfinger halten

Öffnungsgriff: Energiepunkte 19 und hohe 1 über Kreuz halten. Der Nebenpunkt hohe 1 liegt eine Handbreit über dem Punkt 1. Rechte Hand auf linke 19 und linke Hand auf rechte hohe 1. Dann wechseln: linke Hand auf rechte 19, rechte Hand auf linke hohe 1.

Energiepunkt 15

Tiefe Freude – Komiker

Energiepunkt 15 bringt Lachen und Freude und stärkt dadurch das Immunsystem.

Hilft dem Körper bei
› Bauchproblemen
› Verdauungsbeschwerden
› Fuß- und Fußgelenksproblemen
› Kniebeschwerden
› Gefäßproblemen, etwa Krampfadern
› Herzproblemen, etwa Herzrhythmusstörungen oder Infarkt
› Knochenbrüchen
› Verstauchungen
› Gicht
› Operationen
› Rückenschmerzen

Hilft der Psyche
› wenn man unglücklich ist
› sich an neue Situationen anzupassen
› bei Erschöpfung und Burnout-Syndrom
› nicht alles so ernst zu nehmen, über sich selbst zu lachen
› Last vom Rücken zu nehmen, um wieder aufrecht gehen zu können

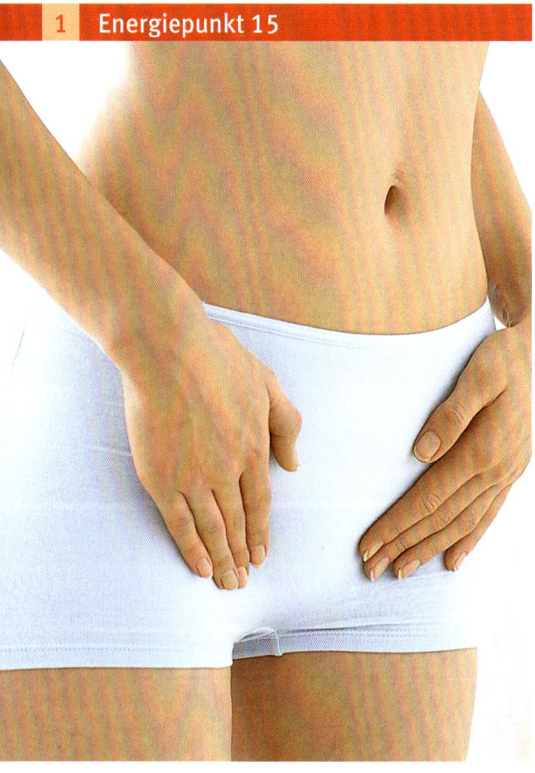

1 Energiepunkt 15

Lage: Energiepunkt 15 befindet sich auf der Körpervorderseite, jeweils rechts und links vom Schambein. 1

Suchhilfe: Legen Sie Ihre Finger in die Leistenbeuge. Dort, wo der Mittelfinger ist, befindet sich Punkt 15.

Strömanleitung: Die Fingerspitzen der rechten Hand leicht auf rechten Energiepunkt 15 legen. Gleichzeitig: Die Finger der linken Hand leicht auf den linken Energiepunkt 15 legen.

Kurzgriff: Kleine Finger halten

Öffnungsgriff: Energiepunkte 15 und 3 gleichseitig halten: rechte Hand auf rechte 15 und linke Hand auf rechte 3. Dann wechseln: linke Hand auf linke 15, rechte Hand auf linke 3.

Energiepunkt 16

Basis aller menschlichen Handlungen: Umwandlung – Natürliches »Aspirin«

Energiepunkt 16 löst Verhärtungen sowie Blockierungen im körperlichen und psychischen Bereich. Er hilft dabei, das Leben zu verändern.

Hilft dem Körper bei
- Arthritis
- Problemen mit den Sehnen
- Ausscheidungsproblemen, etwa Durchfall oder Verstopfung, Problemen beim Wasserlassen
- Fortpflanzungsproblemen
- der Knochenheilung, Muskelverspannungen
- seitlichem Kopfschmerz
- Leber- und Gallenproblemen
- Legasthenie
- Narben und allgemeinen Schmerzen

Hilft der Psyche
- seelische Narben und Verletzungen zu harmonisieren
- das eigene Leben zu verändern, alte Muster loszulassen
- Ängste zu überwinden, klar zu denken

Lage: Der Energiepunkt 16 befindet sich jeweils hinten an der Außenseite des rechten und des linken Fußes. 2

Suchhilfe: Zwischen Außenknöchel und Ferse, in der Vertiefung, liegt Punkt 16.

Strömanleitung: Die Fingerspitzen der rechten Hand leicht auf den rechten Energiepunkt 16 legen. Gleichzeitig: Die Finger der linken Hand leicht auf den linken Energiepunkt 16 legen. Am besten im Sitzen strömen und die Füße dabei auf einen Stuhl stellen.

Kurzgriff: Daumen halten

Öffnungsgriff: Energiepunkte hohe 19 und 1 über Kreuz halten: rechte Hand auf linke hohe 19, linke Hand auf rechte 1. Dann wechseln: linke Hand auf rechte hohe 19, rechte Hand auf linke 1.

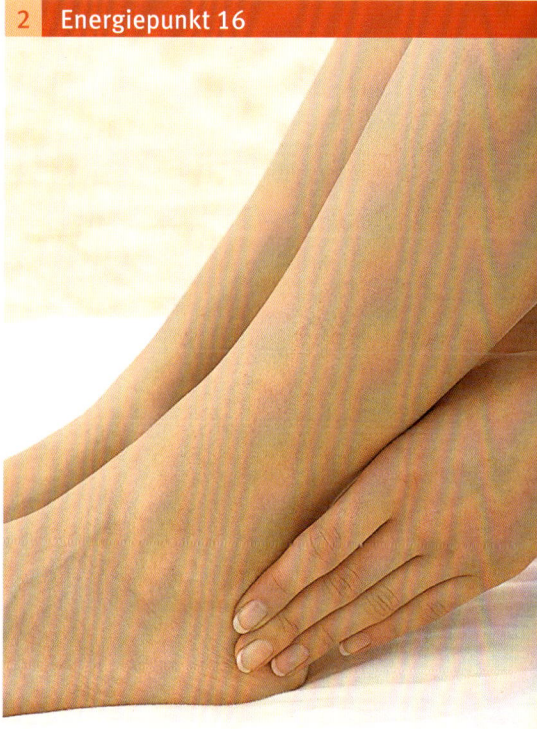

2 Energiepunkt 16

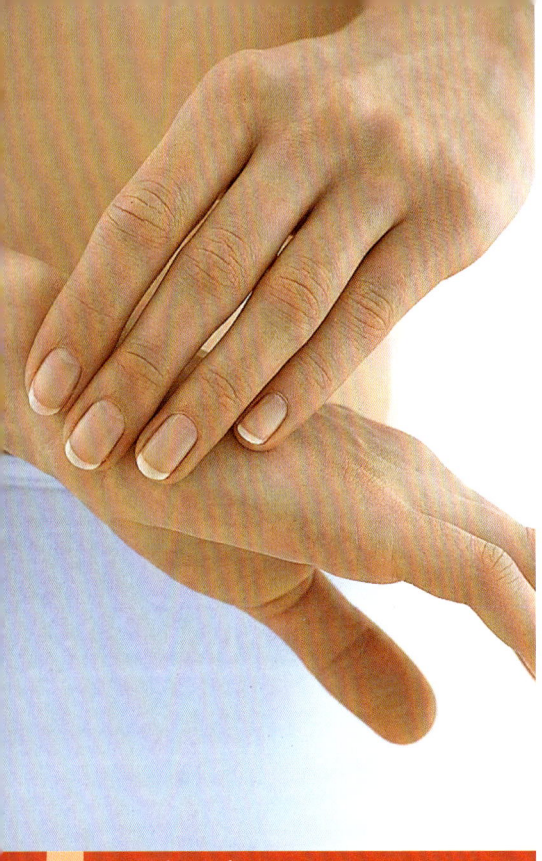

1 Energiepunkt 17

Energiepunkt 17

Fortpflanzung – Entspannung – Natürliches »Riechsalz«

Energiepunkt 17 entspannt die Nerven, stärkt die Intuition und stabilisiert den Kreislauf.

Hilft dem Körper bei
> Blähungen
> Dünndarmbeschwerden
> Problemen im Brustraum
> Fortpflanzungsproblemen
> der Harmonisierung des Gefäßsystems
> Herzbeschwerden, etwa Herzrhythmusstörungen
> Problemen mit den Fußgelenken
> der Harmonisierung des Nervensystems
> Kreislaufproblemen, etwa Schwindel
> Ohnmacht als Notfallhilfe
> Schlafstörungen aller Art

Hilft der Psyche
> Stress abzubauen
> die Kreativität zu fördern
> das Denken zu klären
> die Intuition zu stärken
> behindernde Glaubenssätze (etwa »ich bin nicht gut genug!«) loszulassen

Lage: Punkt 17 befindet sich jeweils an der Außenseite der Handgelenke. **1**

Suchhilfe: Auf der Seite des kleinen Fingers kurz vor dem Handknöchel in der kleinen Kuhle, dort befindet sich Energiepunkt 17.

Strömanleitung: Die Fingerspitzen der linken Hand leicht auf den rechten Energiepunkt 17 legen. Dann wechseln: Die Fingerspitzen der rechten Hand auf den linken Energiepunkt 17 legen.

Kurzgriff: Ringfinger halten

Öffnungsgriff: Energiepunkte 16 und kleine Zehen gleichseitig halten. Rechte Hand auf rechte 16 und mit der linken Hand den rechten kleinen Zeh halten. Dann wechseln: linke Hand auf linke 16, mit der rechten Hand den linken kleinen Zeh halten.

Energiepunkt 18

Gesundes Körperbewusstsein – Persönlichkeit

Energiepunkt 18 klärt vom Kopf bis zu den Füßen und stärkt das Körperbewusstsein.

Hilft dem Körper bei
> Beschwerden im Brustkorb
> Rückenproblemen
> Dickdarmproblemen
> epileptischen Anfällen
> Problemen mit den Füßen
> Kopfschmerz im Hinterkopfbereich
> Schlafstörungen
> Verstopfung

Hilft der Psyche
> Ballast abzuwerfen
> wenn man nicht mehr denken kann
> den Verstand zu entwickeln
> das Urvertrauen zu stärken

Lage: Energiepunkt 18 befindet sich jeweils in der Handinnenfläche, an der Daumenwurzel. 2

Suchhilfe: In der Verlängerung des Daumens findet man den Daumenballen. Dort in der Mitte liegt Energiepunkt 18.

Strömanleitung: Die Fingerspitzen der rechten Hand leicht auf den linken Energiepunkt 18 legen. Dann wechseln: Die Finger der linken Hand auf den rechten Energiepunkt 18 legen.

Kurzgriff: Kleine Finger halten

Öffnungsgriff: Energiepunkte 3 und 25 gleichseitig halten: rechte Hand auf rechte 25 und linke Hand auf rechte 3. Dann wechseln: linke Hand auf linke 25, rechte Hand auf linke 3.

2 Energiepunkt 18

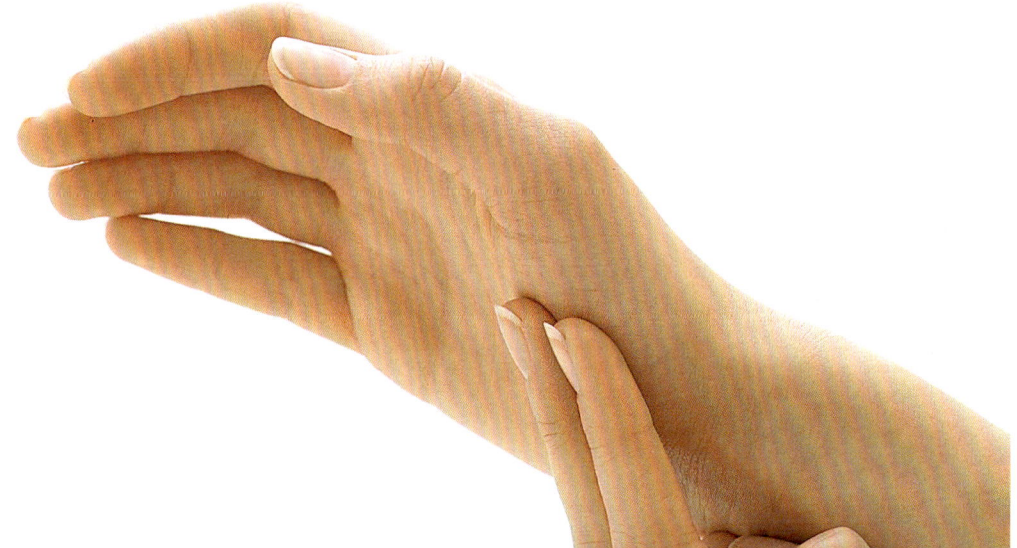

Energiepunkt 19

Fitnesstrainer – Autorität – Vollkommenes Gleichgewicht

Energiepunkt 19 verbindet den Menschen mit seinen Wurzeln. Er ist die Brücke zwischen rechter und linker Körperhälfte.

Hilft dem Körper bei
> allen Problemen, die sich oberhalb der Körpermitte befinden
> Problemen mit Armen oder Händen, etwa Tennisarm und Karpaltunnelsyndrom
> Brustbeschwerden
> Harnwegsproblemen
> Lungenproblemen
> Magenproblemen
> Rückenbeschwerden
> Verdauungsbeschwerden

Hilft der Psyche
> den eigenen Standpunkt zu finden und zu vertreten
> in schwierigen Situationen das Gleichgewicht zu behalten
> sich durchzusetzen

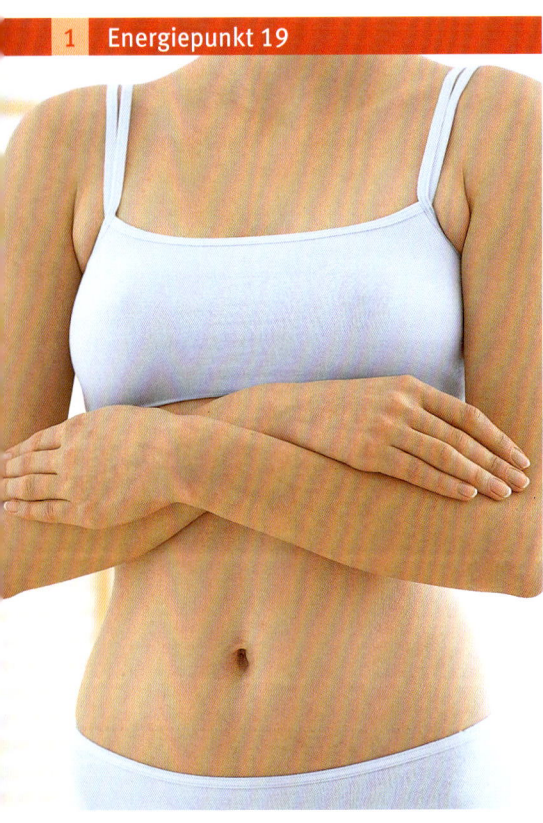

1 Energiepunkt 19

Lage: Energiepunkt 19 befindet sich auf der Innenseite der Ellenbeuge, und zwar auf der Daumenseite. 1

Suchhilfe: Beugen Sie Ihren Ellbogen an. Wo die Ellbogenfalte auf der Seite des Daumens entsteht, da ist Energiepunkt 19.

Strömanleitung: Die Fingerspitzen der rechten Hand leicht auf den linken Energiepunkt 19 legen. Gleichzeitig: Die Finger der linken Hand leicht auf den rechten Energiepunkt 19 legen.

Kurzgriff: Daumen halten

Öffnungsgriff: Energiepunkte hohe 1 und hohe 19 über Kreuz verbinden. Diese Nebenpunkte befinden sich je eine Handbreit über Punkt 1 bzw. 19. Rechte Hand auf linke hohe 19 und linke Hand auf rechte hohe 1. Dann wechseln: linke Hand auf rechte hohe 19, rechte Hand auf linke hohe 1.

Energiepunkt 20

Gehirnspezialist – Ewigkeit

Energiepunkt 20 bringt das Erleben auf die Verstandesebene.

Hilft dem Körper bei
- Problemen mit den Augen, etwa bei angespannten, gereizten, tränenden oder schmerzenden Augen
- Gleichgewichtsproblemen
- Herzproblemen
- Legasthenie
- chronischen und akuten Kopfschmerzen im Stirnbereich
- Neuralgien
- Ohrenproblemen, etwa Ohrenschmerzen und Tinnitus
- Spannungen im Kopfbereich
- Trigeminusschmerzen

Hilft der Psyche
- die Dinge klar zu sehen
- klar zu denken
- Entscheidungen zu treffen
- sich aus psychischer Gefangenschaft und Abhängigkeit zu befreien
- Ideen zu entwickeln

Lage: Energiepunkt 20 befindet sich jeweils rechts und links auf der Stirn. 2

Suchhilfe: Einen Fingerbreit über den Augenbrauen, genau in der Mitte, dort befindet sich Energiepunkt 20.

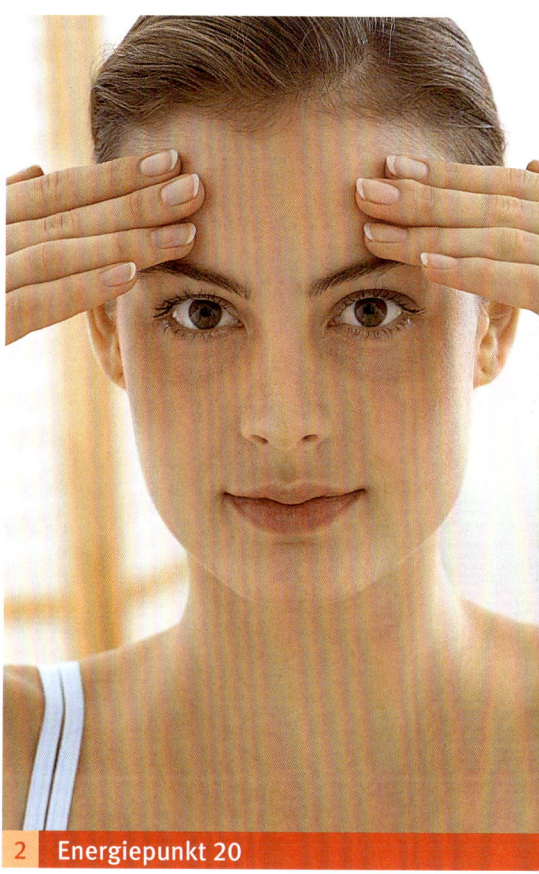

2 Energiepunkt 20

Strömanleitung: Die Fingerspitzen der rechten Hand leicht auf den rechten Energiepunkt 20 legen. Gleichzeitig: Die Finger der linken Hand leicht auf den linken Energiepunkt 20 legen.

Kurzgriff: Kleine Finger halten

Öffnungsgriff: Energiepunkte 22 halten: rechte Hand auf den rechten Punkt 22 und linke Hand auf den linken Punkt 22.

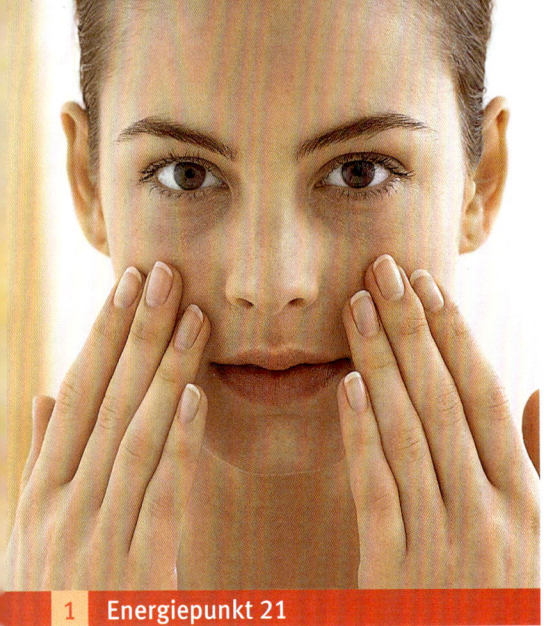

1 Energiepunkt 21

Energiepunkt 21

Tiefe Sicherheit – Entkommen aus geistiger Gefangenschaft

Energiepunkt 21 befreit von körperlichen und von psychischen Lasten.

Hilft dem Körper bei
- angespannten und müden Augen
- Benommenheit, Schwindel, Müdigkeit
- Gesichtslähmung, Trigeminusneuralgie
- Entzündungen der Nasennebenhöhlen
- Magenproblemen, Verdauungsproblemen
- Über- und Untergewicht
- Zahnschmerzen, Zahnfleischproblemen

Hilft der Psyche
- Trägheit, Energiemangel
- seelische Last abzugeben, kreisende Gedanken zu lösen
- sich von Zwängen zu befreien
- bei Konzentrationsschwierigkeiten
- bei Stimmungsschwankungen
- das Selbstbewusstsein zu unterstützen
- bei Fanatismus und fixen Ideen

Lage: Energiepunkt 21 befindet sich im Gesicht, rechts und links unter dem Wangenknochen, dem Jochbein. **1**

Strömanleitung: Die Fingerspitzen der rechten Hand leicht auf den rechten Energiepunkt 21 legen. Gleichzeitig: Die Finger der linken Hand leicht auf den linken Energiepunkt 21 legen.

Kurzgriff: Daumen halten

Öffnungsgriff: Energiepunkte 21 und 23 über Kreuz halten: rechte Hand auf rechte 21 und linke Hand auf linke 23. Dann wechseln: linke Hand auf linke 21, rechte Hand auf rechte 23.

GU-ERFOLGSTIPP
ENTGIFTUNGSGRIFF

Zur Entgiftung des Körpers, etwa nach Medikamenteneinnahme, Amalgamentfernung, Antibiotikabehandlung, Chemotherapie, Kontakt mit Umweltgiften und beim Fasten, hilft das Strömen der Energiepunkte 21 und 23. Den Entgiftungsgriff strömen Sie, indem Sie die rechte Hand auf den rechten Punkt 21 legen, die linke Hand auf den linken Punkt 23. Dann wechseln.

Energiepunkt 22

Vernunftspezialist – Vollständige Anpassung

Energiepunkt 22 hilft, vernünftig zu denken und sich an alle neuen Situationen und Veränderungen anzupassen.

Hilft dem Körper bei
- Hormonschwankungen
- Husten, Lungenproblemen
- Neigung zu Ohnmacht
- Schilddrüsenproblemen
- der Vorbeugung eines Schlaganfalls
- Wetterfühligkeit

Hilft der Psyche
- die Gedanken ins Gleichgewicht zu bringen
- das objektive und vernünftige Denken zu fördern
- sich an Situationen und Veränderungen anzupassen
- bei emotionalen Belastungen
- bei Panikattacken
- bei Angstzuständen aller Art

Lage: Punkt 22 befindet sich unter dem Schlüsselbein, neben dem Anfang des Brustbeins. 2

Suchhilfe: Legen Sie die Finger rechts und links auf das Schlüsselbein. Jeweils zwei Fingerbreit darunter befindet sich Energiepunkt 22.

Strömanleitung: Die Fingerspitzen der rechten Hand leicht auf den rechten Energiepunkt 22 legen. Gleichzeitig: Die Finger der linken Hand leicht auf den linken Energiepunkt 22 legen.

Kurzgriff: Zeigefinger halten

Öffnungsgriff: Energiepunkte 22 und 26 gleichseitig halten: linke Hand auf rechte 26 und rechte Hand auf rechte 22 legen. Dann wechseln: rechte Hand auf linke 26, linke Hand auf linke 22.

2 Energiepunkt 22

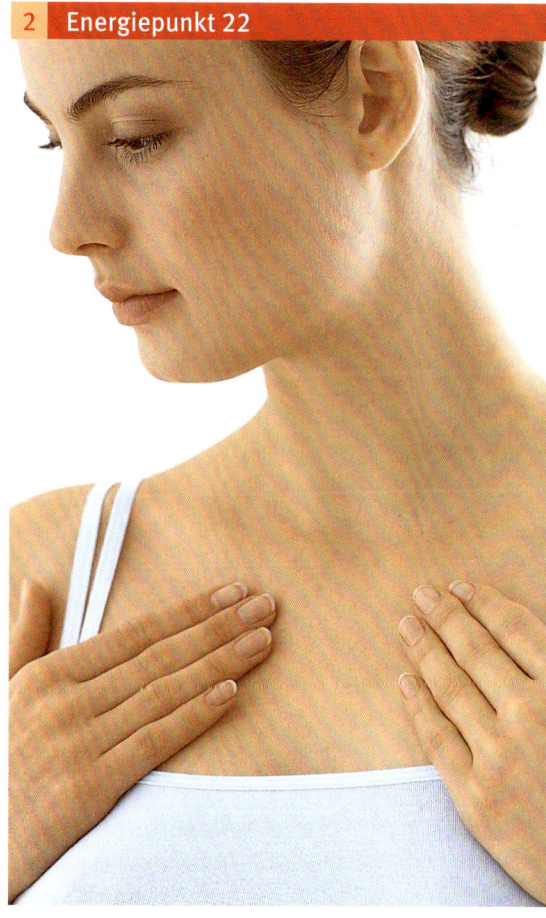

Energiepunkt 23

Energiereservoir – Angstspezialist

Energiepunkt 23 nimmt Angst, sorgt für einen normalen Blutkreislauf und hält das Energiereservoir des Körpers aufrecht.

Hilft dem Körper bei
- Arthritis, Gicht, Rheuma
- Bauchbeschwerden
- Nierenbeschwerden
- Blutdruckproblemen
- Kreislaufbeschwerden
- Problemen mit den Blutwerten
- Cholesterinproblemen, Diabetes
- Drüsenproblemen, Ödemen
- allen Formen von Süchten

Hilft der Psyche
- bei allen Formen der Angst
- bei Hyperaktivität, Geduld zu erlernen
- Selbstsucht und Trotzanfälle zu überwinden
- bei Mangelgedanken (bei dem Gefühl, zu wenig Aufmerksamkeit und Anerkennung zu bekommen)
- den eigenen Körper anzunehmen, Vertrauen zu fassen

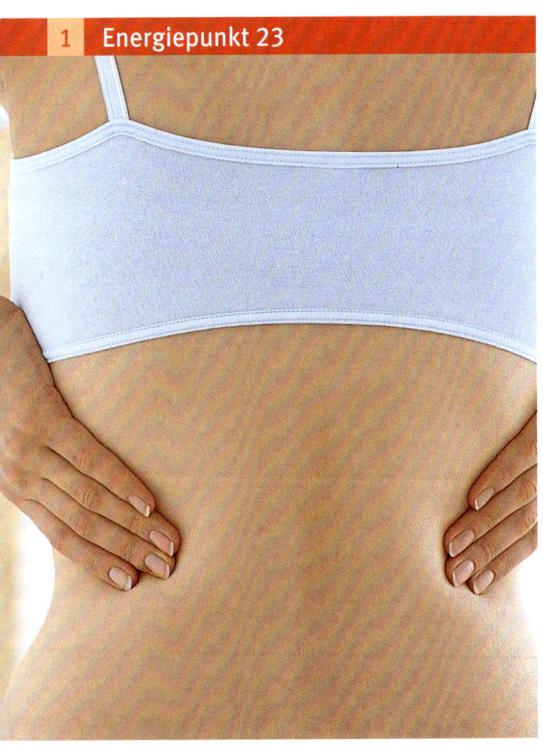

1 Energiepunkt 23

Lage: Energiepunkt 23 befindet sich jeweils rechts und links auf dem Rücken, an der letzten Rippe. 1

Suchhilfe: Stützen Sie die Hände mit der Innenfläche in die Hüften. Wo der kleine Finger liegt, in Höhe der Nieren, ist Punkt 23.

Strömanleitung: Die Fingerspitzen der rechten Hand leicht auf den rechten Energiepunkt 23 legen. Gleichzeitig: Die Finger der linken Hand leicht auf den linken Energiepunkt 23 legen.

Kurzgriff: kleine Finger halten

Öffnungsgriff: Energiepunkte 23 und 21 gleichseitig halten: rechte Hand auf rechten Punkt 23 und linke Hand auf rechten Punkt 21 legen. Dann wechseln: linke Hand auf linke 23, rechte Hand auf linke 21.

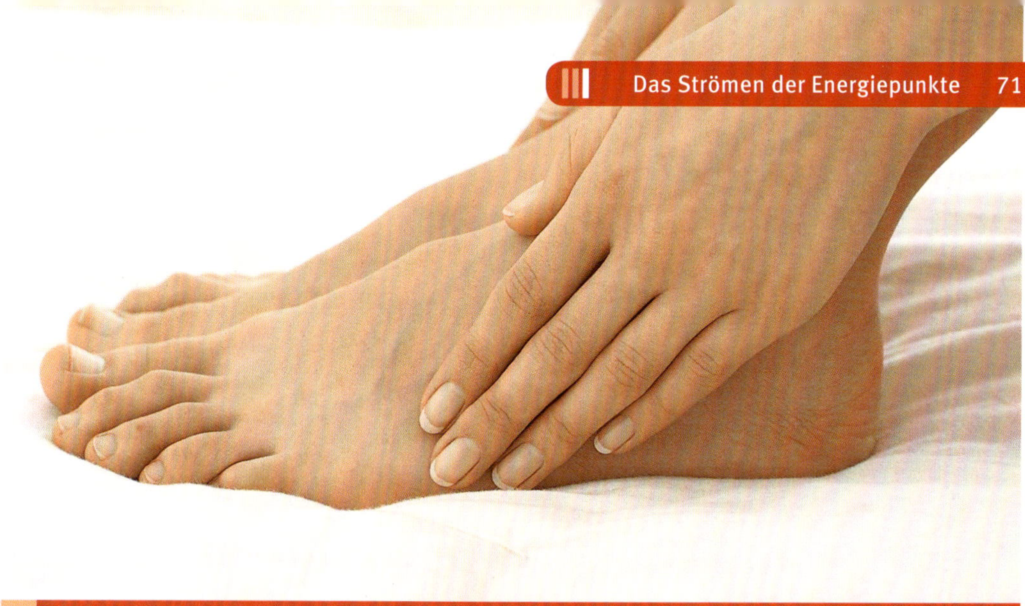

III Das Strömen der Energiepunkte   71

2 Energiepunkt 24

Energiepunkt 24

Chaosharmonisierer – Friedensstifter

Energiepunkt 24 bringt Verständnis.

Hilft dem Körper bei
- Erschöpfung
- kalten Füßen
- Gleichgewichtsproblemen
- Hyperaktivität
- Zittrigkeit

Hilft der Psyche
- chaotische Zustände zu überwinden
- bei Verwirrung
- bei Sturheit
- Eifersucht zu überwinden
- Rachegefühle abzubauen
- andere zu verstehen
- sich selbst zu verstehen
- die eigene Begrenzung zu erkennen
- Dinge zu ordnen

Lage: Der Energiepunkt 24 befindet sich jeweils an der Außenseite der Füße. **2**

Suchhilfe: Drei Fingerbreit vom kleinen Zeh in Richtung Ferse am Fußrand, dort befindet sich Energiepunkt 24.

Strömanleitung: Die Fingerspitzen der rechten Hand leicht auf den rechten Energiepunkt 24 legen. Gleichzeitig: Die Fingerspitzen der linken Hand auf den linken Energiepunkt 24 legen.

Kurzgriff: Kleine Finger halten

Öffnungsgriff: Energiepunkte 15 und 26 gleichseitig halten: rechte Hand auf rechte 15 und linke Hand auf rechte 26 legen. Dann wechseln: linke Hand auf linke 15, rechte Hand auf linke 26.

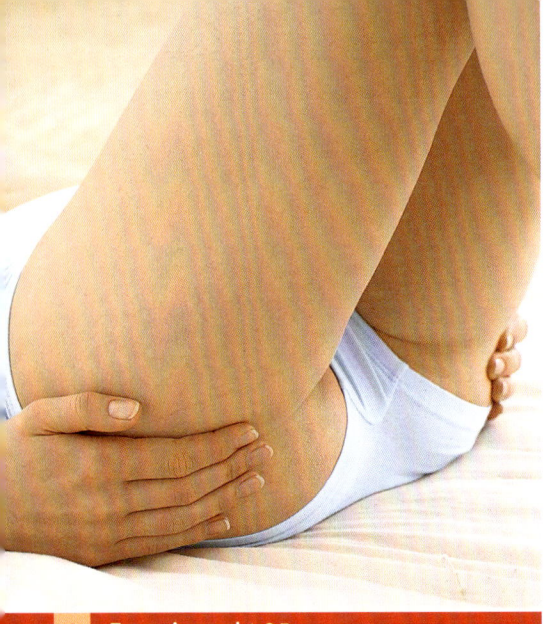

1 Energiepunkt 25

Energiepunkt 25

Regenerationsspezialist – Stilles Erneuern

Energiepunkt 25 unterstützt alle Körperfunktionen. Er bringt Wachheit, Energie und Klarheit.

Hilft dem Körper bei
> Problemen mit dem Cholesterinspiegel
> Entgiftung, Regeneration
> Stoffwechselstörungen
> Kreislauf- und Blutdruckproblemen
> Immunschwäche
> Müdigkeit und Abgeschlagenheit

Hilft der Psyche
> sich zu beruhigen, spendet Trost
> wach und aufmerksam zu sein
> konstruktiv zu denken
> zu sich selbst zu finden
> Gedanken wieder frei fließen zu lassen
> Probleme zu Projekten zu machen
> bei Burnout-Syndrom

Lage: Energiepunkt 25 befindet sich jeweils an der rechten und linken Gesäßhälfte, auf den Sitzbeinhöckern. **1**

Suchhilfe: Setzen Sie sich auf die Hände, dann spüren Sie die Sitzbeinhöcker. Genau dort ist Energiepunkt 25.

Strömanleitung: Die Fingerspitzen der rechten Hand leicht auf den rechten Energiepunkt 25 legen. Gleichzeitig: Die Finger der linken Hand leicht auf den linken Energiepunkt 25 legen.

Kurzgriff: Mittelfinger halten

Öffnungsgriff: Energiepunkte 25 und 3 gleichseitig halten: rechte Hand auf rechte 25 und linke Hand auf rechte 3. Dann wechseln: linke Hand auf linke 25, rechte Hand auf linke 3.

> **GU-ERFOLGSTIPP**
> ## GEGEN ALLTAGS-BURNOUT
>
> Wenn Sie sich ausgebrannt und nicht mehr leistungsfähig fühlen, chronisch müde, leicht reizbar und emotional erschöpft sind, wenn Sie das Gefühl haben, geistig abzubauen, ist das tägliche Strömen der Energiepunkte 25 nötig. Das gibt neue Kraft und Energie.

Energiepunkt 26

Direktor – Absoluter Frieden und Harmonie

Energiepunkt 26 sorgt dafür, dass alle körperlichen und geistigen Funktionen mit Lebensenergie aufgeladen sind. Kombiniert mit der Atemübung von Seite 35 ist dieser Energiepunkt ideal, wenn man neue Kraft benötigt.

Hilft dem Körper bei
- Empfindungsstörungen der Finger, etwa Kribbeln oder Taubheitsgefühle
- Karpaltunnelsyndrom (Beschwerden in Hand und Handgelenk durch einen dort zusammengedrückten Nerv)
- Schleimbeutelentzündung
- Sehnenscheidenentzündung
- einem Tennisarm
- unklarem Unwohlsein
- mangelnder Lebenskraft

Hilft der Psyche
- im Hier und Jetzt zu leben
- sich selbst anzunehmen
- Frieden und Einklang zu finden
- Dickköpfigkeit zu überwinden
- bei Stress und Hektik

Lage: Energiepunkt 26 befindet sich jeweils am äußeren Rand der Schulterblätter, in Nähe der Achseln. 2

Suchhilfe: Legen Sie die Hände über Kreuz in die Achseln. Die Daumen liegen auf der Körpervorderseite, die übrigen Finger am Schulterblattrand. Dort liegt Punkt 26.

Strömanleitung: Die Fingerspitzen der rechten Hand leicht auf den linken Energiepunkt 26 legen. Gleichzeitig: Die Finger der linken Hand leicht auf den rechten Energiepunkt 26 legen.

Kurzgriff: Die Mitte der Handinnenflächen erst links dann rechts halten

Öffnungsgriff: Energiepunkte 17 und 22 über Kreuz halten: rechte Hand auf linke 22 und linke Hand auf rechte 17. Dann wechseln: linke Hand auf rechte 22, rechte Hand auf linke 17.

2 Energiepunkt 26

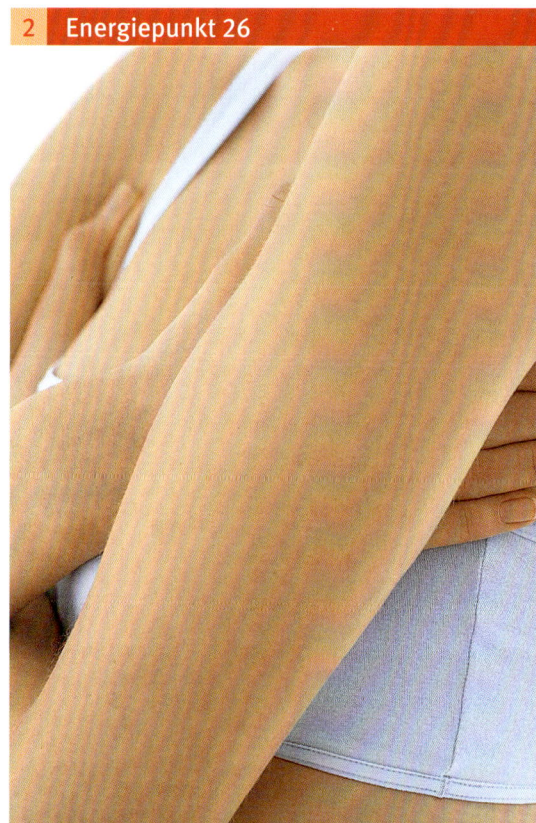

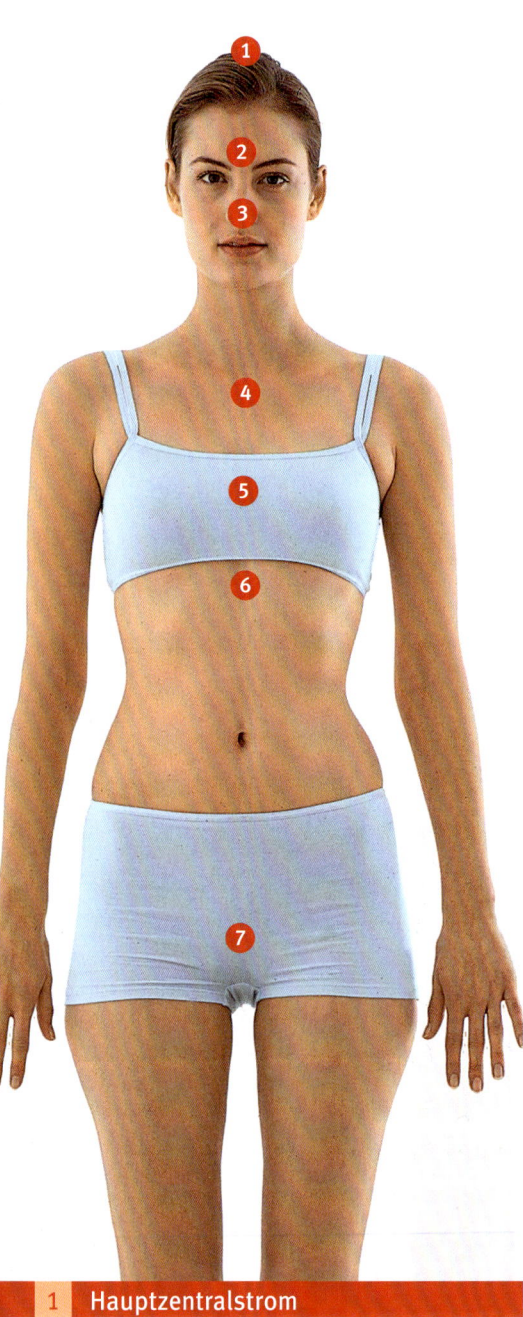

1 Hauptzentralstrom

Der Hauptzentralstrom – die perfekte Energietankstelle

Der Hauptzentralstrom, auch Mittellinie genannt, ist die Quelle für neue Lebenskraft, er versorgt den gesamten Organismus mit Energie. Strömen Sie jede Sequenz mindestens drei Minuten lang, am bequemsten im Liegen.

1. Strömsequenz

Legen Sie die rechte Hand auf den höchsten Punkt des Kopfes. ❶ Die Hand bleibt an dieser Stelle bis zur 7. Strömsequenz ruhig liegen. Legen Sie die Fingerspitzen der linken Hand zwischen die Augenbrauen. ❷ Diese Sequenz unterstützt die Gehirnfunktion, die geistige Vitalität, das klare Denken und das Erinnerungsvermögen, ebenso den gesamten Hormonhaushalt und das Nervensystem, macht den Kopf frei und stärkt die Lebenskraft.

2. Strömsequenz

Die rechte Hand bleibt liegen. Legen Sie die Fingerspitzen der linken Hand auf die Nasenspitze. ❸ Damit stärken Sie die Fortpflanzungsorgane, den Unterleib, den Beckengürtel und die Körperoberfläche.

3. Strömsequenz

Die rechte Hand bleibt liegen. Legen Sie die Fingerspitzen der linken Hand auf das obere Ende des Brustbeines, unter das Halsgrübchen. ❹

Diese Strömsequenz unterstützt den gesamten Halsbereich, die Sprache, die Schilddrüse und den Stoffwechsel.

4. Strömsequenz

Die rechte Hand bleibt liegen. Legen Sie die Fingerspitzen der linken Hand auf die Mitte des Brustbeines. ❺ Das stärkt Lunge, Atmung, Herz, Gefäße, Becken und Hüften. Diese Sequenz aktiviert zudem die Thymusdrüse und damit das Immunsystem. Sie harmonisiert Schuldgefühle und seelischen Schmerz.

5. Strömsequenz

Die rechte Hand bleibt liegen. Legen Sie die Fingerspitzen der linken Hand auf das Ende des Brustbeines. ❻ Diese Sequenz unterstützt Milz, Herz, Nerven, Magen, Verdauung und den Hormonhaushalt. Sie harmonisiert Stress, Hass-, Eifersuchts- und Verzweiflungsgefühle. Über diese Strömsequenz erreichen Sie auch den Solarplexus, das Energiezentrum, welches für Klarheit und Abgrenzung steht.

6. Strömsequenz

Die rechte Hand bleibt liegen. Legen Sie die Fingerspitzen der linken Hand auf den oberen Schambeinrand. ❼ Diese Strömsequenz stärkt die Körperstabilität, die Wirbelsäule und die Fortpflanzungsorgane.

7. Strömsequenz

Jetzt legen Sie die Fingerspitzen der rechten Hand unter das Steißbein, die Fingerspitzen der linken Hand bleiben auf dem Schambeinrand (siehe auch Seite 84, Foto 2). Diese Strömsequenz bringt Energie in den gesamten Körper, sie harmonisiert vom Kopf bis in die Fußspitzen und umgekehrt. Zudem unterstützt sie die Fortpflanzungsenergie.

GU-ERFOLGSTIPP

WIE SIE KRAFT FÜR JEDE TAGESZEIT TANKEN

Der Hauptzentralstrom hilft Ihnen immer wieder, zu Ihrer Mitte zu finden. Eine Auszeit, die so guttut, dass sie gerne zum täglichen Ritual wird. Finden Sie heraus, zu welcher Tageszeit Sie Entspannung und einen Energieschub besonders benötigen: Am Morgen hilft dieser Strom, um gut in den Tag zu kommen, allen Anforderungen gelassen entgegenzugehen. Mittags gibt er die Möglichkeit, einen Moment bei sich zu sein und wirklich zu entspannen. Und abends unterstützt er dabei, alles Erlebte zu ordnen, den Tag gut abzuschließen und erholsam zu schlafen. Machen Sie es sich zum Strömen immer so bequem wie möglich: mit lockerer Kleidung, einem kleinen Kissen und einer Decke.

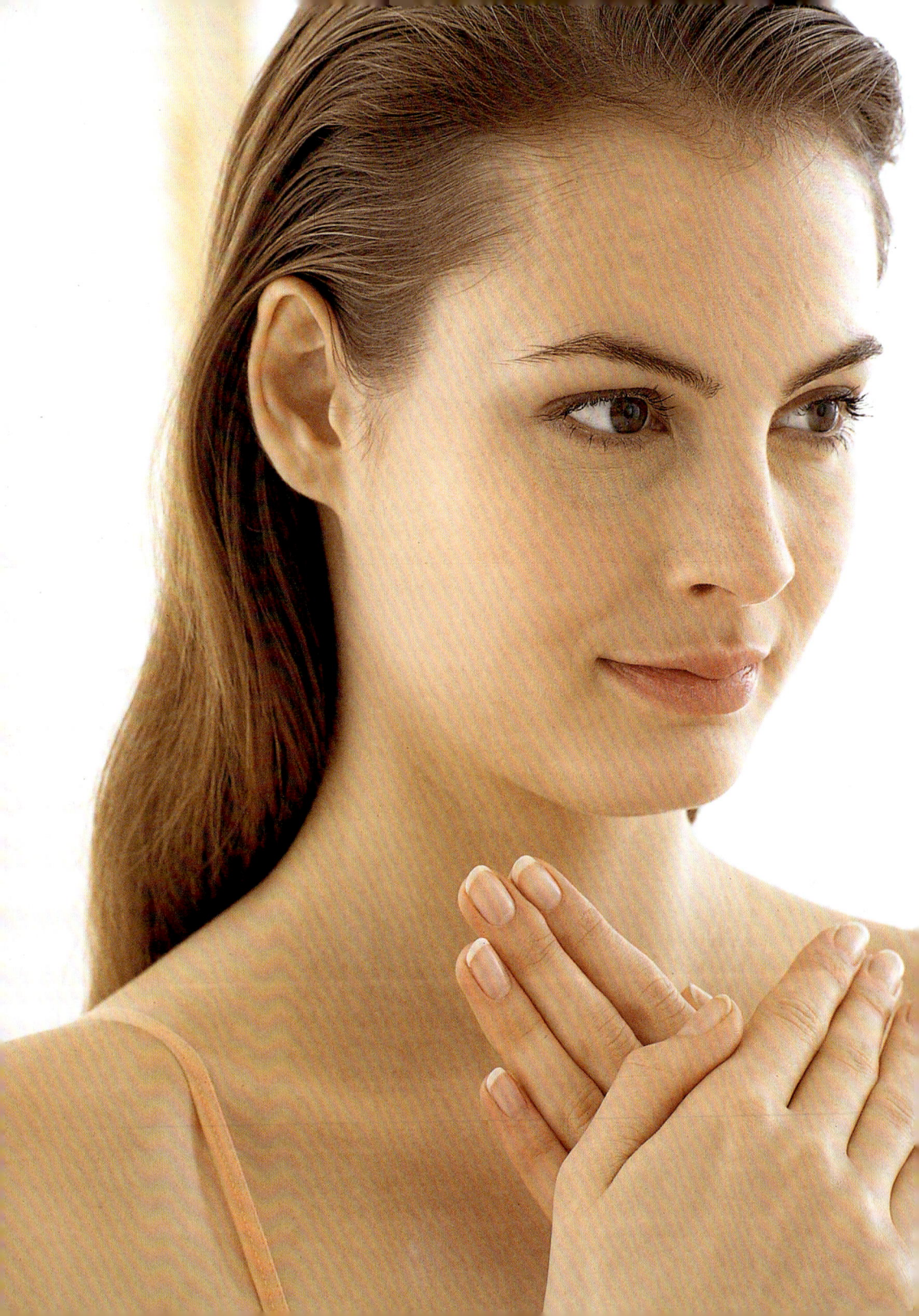

FÜR ALLE FÄLLE DEN RICHTIGEN STRÖMGRIFF

In diesem Kapitel finden Sie viele Alltagsbeschwerden, gegen die Sie sich strömen können. Und Sie erfahren, wie Sie Beschwerden Ihres kranken Kindes durch Strömen lindern.

Beschwerden von A-Z	78
Das Strömen von Kindern	118

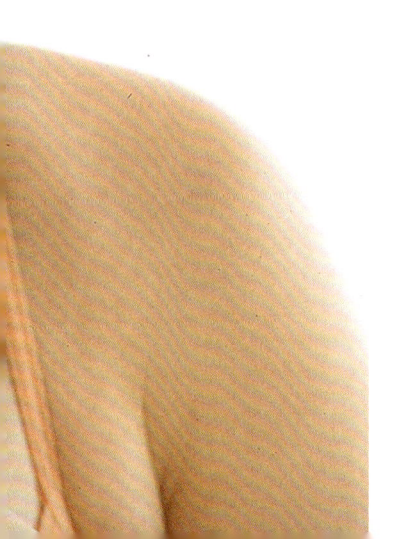

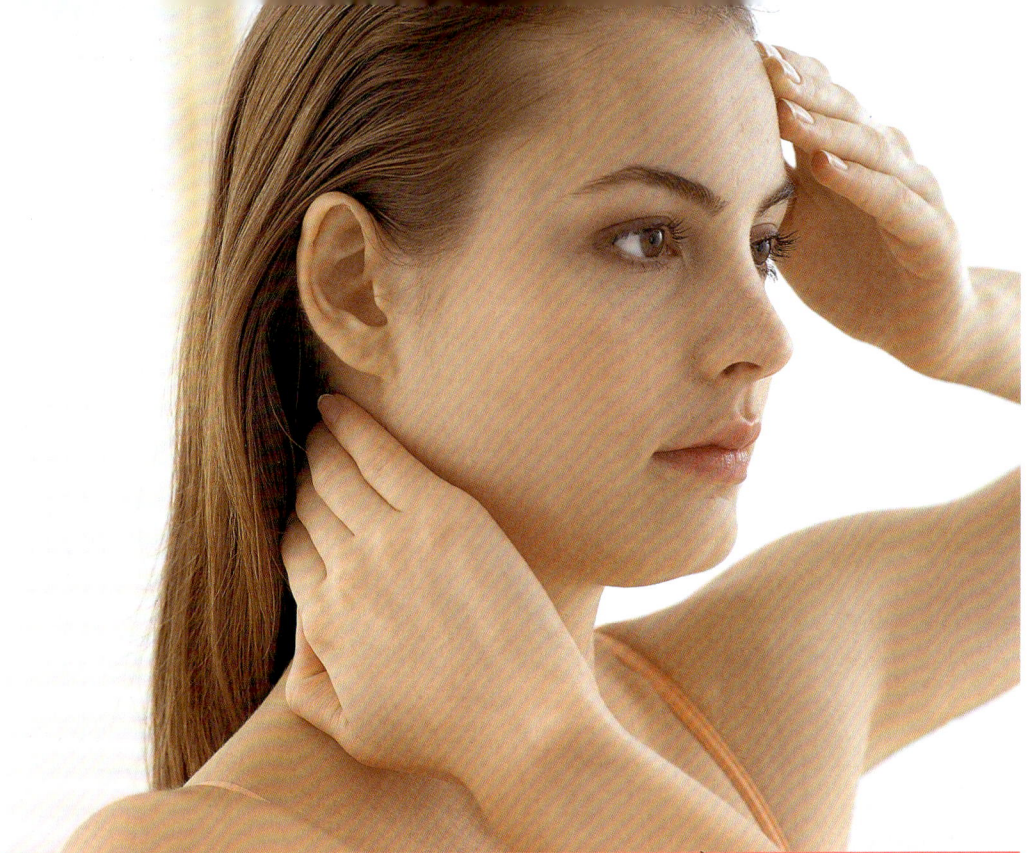

Beschwerden von A – Z

Die Technik des Jin Shin Jyutsu haben Sie auf den vorherigen Seiten ausführlich kennengelernt. In diesem Kapitel finden Sie nun zahlreiche Beschwerden und Krankheiten, alphabetisch geordnet. Viele davon konnten Sie schon auf den Seiten über das Strömen der Finger und der Energiepunkte finden, und Sie können auch weiterhin den angegebenen Finger oder Energiepunkt strömen. Die Griffkombinationen hier im Ström-ABC gehen jedoch darüber hinaus, sie sind noch gezielter.

Sofort anzuwenden

Mithilfe der Fotos sind die Griffkombinationen auch ohne Vorkenntnisse sofort anwendbar. Wer bei der Lage der Energiepunkte (EP) dennoch unsicher ist, dem helfen die Abbildungen auf den Seiten 46/47 und ebenso die Detailfotos und Suchhilfen unter den einzelnen Energiepunkten auf den Seiten 48 bis 73.

Beim Strömen der Griffkombinationen müssen Sie die angegebenen Energiepunkte mal gleichseitig, mal über Kreuz halten. Steht im Text: »gleichseitig halten«, werden gleichzeitig die Energiepunkte der gleichen Körperseite geströmt, etwa rechter Punkt 1 und rechter Punkt 2. Steht »über Kreuz halten«, dann müssen Sie Punkt 1 auf der linken Körperseite und Punkt 2 auf der rechten Körperseite gleichzeitig halten.

Als Hilfe für unterwegs ist jeweils der Kurzgriff, das Strömen der Finger, angegeben. Für den Kurzgriff müssen Sie immer den rechten und den linken angegebenen Finger strömen. Neben den Energiepunkten und Fingern werden Sie in diesem Kapitel auch Zehen und noch nicht besprochene Körperpunkte strömen und besondere Fingerpositionen kennenlernen. Diese Kombinationen gehören zum Fachwissen der Jin Shin Jyutsu-Therapeuten und sind oft Bestandteil spezieller Organ- oder Tiefenströme. Suchen Sie einen Jin Shin Jyutsu-Therapeuten auf, wenn sich die Beschwerden nicht bessern oder wenn Sie unter schweren, langwierigen und chronischen Erkrankungen leiden.

So viel Zeit muss sein

Als Zeitrahmen für jede Griffkombination gilt: mindestens drei Minuten strömen, bei akuten oder chronischen Beschwerden solten es 10 bis 20 Minuten pro Griffkombination sein. Und das möglichst mehrmals täglich, bis zu insgesamt einer Stunde.

Sanfte Berührung

Um Blockaden zu lösen, brauchen Sie weder Druck noch Kraft. Legen Sie die Finger locker auf die Energiepunkte, denn so spüren Sie die Reaktion unter Ihren Fingern am besten und werden wahrnehmen, was Ihnen der Energiepunkt mitteilt.

> **WICHTIG**
> Strömen ersetzt nicht den Arzt! Wie schon in den letzten Kapiteln möchten wir an dieser Stelle noch einmal darauf hinweisen, dass Jin Shin Jyutsu nicht die Untersuchung und gegebenenfalls die Behandlung durch einen Arzt ersetzt. Strömen unterstützt aber alle medizinischen Maßnahmen.

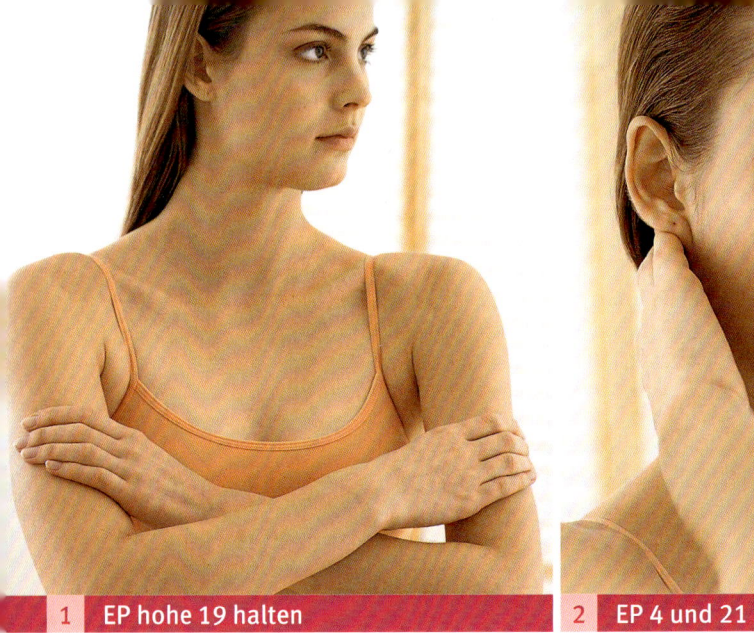

1 EP hohe 19 halten

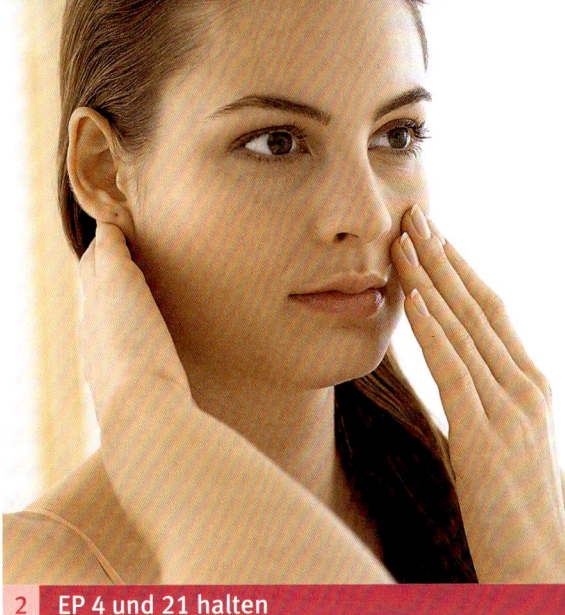

2 EP 4 und 21 halten

Allergien

Ob gegen Pollen, Gräser, Staub, Tierhaare, Nahrungsmittel oder andere Stoffe: Eine Allergie ist Ausdruck starker Abwehr, die Körper und Seele belastet. Es lohnt sich, darüber nachzudenken, ob vielleicht gerade Lebensumstände oder zwischenmenschliche Beziehungen »allergisch« machen. Diese Griffkombination hat sich bei allen Arten von Allergien bewährt:

1 › Energiepunkte hohe 19 über Kreuz halten

› **Strömanleitung:** Energiepunkt hohe 19 befindet sich genau eine Handbreit über Energiepunkt 19 und ist meist sehr druckempfindlich: Die Fingerspitzen der rechten Hand auf linken Punkt hohe 19 legen. Gleichzeitig die Fingerspitzen der linken Hand auf rechten Punkt hohe 19 legen.
› **Kurzgriff:** Daumen halten

Augenbeschwerden

Die häufigsten Augenprobleme sind Kurz- und Weitsichtigkeit. Aber auch Bindehautentzündung, grauer und grüner Star, tränende, müde und juckende Augen beeinträchtigen das Wohlbefinden. Manchmal treten Augenbeschwerden auf, wenn man etwas im übertragenen Sinne nicht mehr sehen will oder nicht mehr sehen kann.

2 › Energiepunkte 4 und 21 über Kreuz halten

› **Strömanleitung:** Die Fingerspitzen der rechten Hand auf rechten Energiepunkt 4 legen. Gleichzeitig die Fingerspitzen der linken Hand auf linken Punkt 21 legen. Dann wechseln: Finger der linken Hand auf linken Punkt 4, Finger der rechten Hand auf rechten Punkt 21 legen.
› **Kurzgriff:** Die Daumen und/oder die Ringfinger halten.

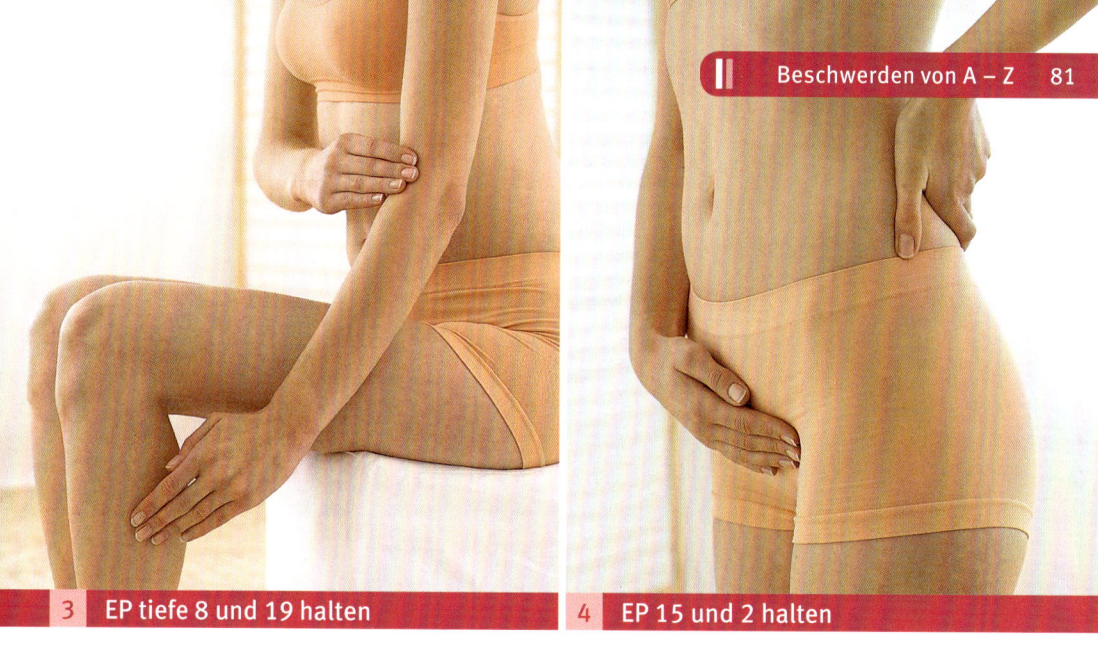

Beschwerden von A – Z 81

3 EP tiefe 8 und 19 halten

4 EP 15 und 2 halten

Ballenbeschwerden

Im Ballen kann eine Veränderung des Großzehengrundgelenkes (Hallux valgus) zu Reizungen und Entzündungen der Knochenhaut führen. Im übertragenen Sinne stehen die Zehen für Halt und Verwurzelung, die Füße für Standhaftigkeit.

3 › Energiepunkte tiefe 8 und 19 gleichseitig halten

› **Strömanleitung:** Die Finger der linken Hand auf linken Energiepunkt tiefe 8 legen: Der liegt genau eine Handbreit unter Punkt 8. Gleichzeitig die Finger der rechten Hand auf linken Punkt 19 legen. Dann wechseln: Finger der rechten Hand auf rechten Punkt tiefe 8, Finger der linken Hand auf rechten Punkt 19 legen.
› **Kurzgriff:** Erst die Daumen, dann die Zeigefinger halten.

Beine, schwere

Nicht nur bei Krampfadern, auch nach einem langen Arbeitstag hat so mancher mit einem Schweregefühl in den Beinen zu kämpfen. Die Beschwerden entstehen, wenn sich das Blut in den Venen staut. Auslöser ist meist langes Sitzen oder Stehen. Oft ist es auch Wärme.

4 › Energiepunkte 15 und 2 gleichseitig halten

› **Strömanleitung:** Die Fingerspitzen der rechten Hand auf linken Energiepunkt 15 legen. Gleichzeitig die Finger der linken Hand auf linken Punkt 2 legen. Dann wechseln: Finger der linken Hand auf rechten Punkt 15, Finger der rechten Hand auf rechten Punkt 2 legen.
› **Kurzgriff:** Erst die Mittelfinger, dann die Zeigefinger halten.

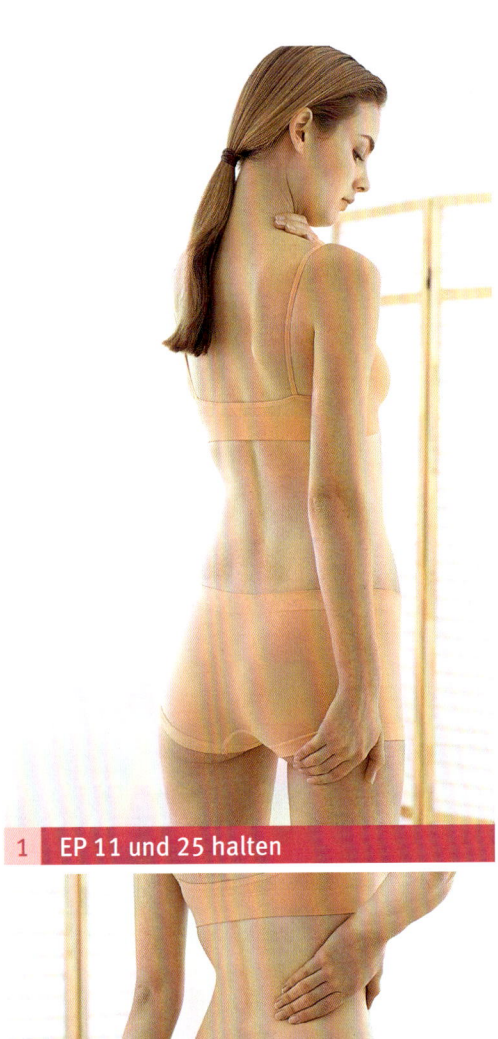

1 EP 11 und 25 halten

2 EP 23 und 25 halten

Blähungen

Nahrungsmittelunverträglichkeiten und Allergien können Blähungen verursachen, meist sind es jedoch harmlose Lebensmittel. Vielleicht möchte man aber einfach nur mal »Luft ablassen«.

1 › Energiepunkte 11 und 25 gleichseitig halten

› **Strömanleitung:** Die Fingerspitzen der linken Hand auf rechten Energiepunkt 11 legen. Gleichzeitig die Fingerspitzen der rechten Hand auf rechten Punkt 25 legen. Dann wechseln: Finger der rechten Hand auf linken Punkt 11, Finger der linken Hand auf linken Punkt 25 legen.
› **Kurzgriff:** Daumen halten

Blasenbeschwerden

Häufig geht es um seelischen Druck. Strömen hilft zu erkennen, wer oder was Druck macht.

Blasenentzündung

Verkühlung oder Bakterien sind oft Auslöser einer Blasenentzündung. Häufig »brennt« auch seelischer Druck darauf, losgelassen zu werden.

2 › Energiepunkte 23 und 25 über Kreuz halten

› **Strömanleitung:** Die Fingerspitzen der rechten Hand auf rechten Punkt 23 legen. Gleichzeitig die Fingerspitzen der linken Hand auf linken Punkt 25 legen. Dann

wechseln: Finger der linken Hand auf linke 23, Finger der rechten Hand auf rechte 25.
› **Kurzgriff:** Zeigefinger halten

Blasenschwäche

Beckenbodengymnastik und Strömen helfen, die Kontrolle über die Blase wiederzuerlangen.

3 › Energiepunkte 12 und 25 gleichseitig halten

› **Strömanleitung:** Die Fingerspitzen der linken Hand auf linken Energiepunkt 12 legen. Gleichzeitig die Fingerspitzen der rechten Hand auf linken Punkt 25 legen. Dann wechseln: Finger der rechten Hand auf rechten Punkt 12, Finger der linken Hand auf rechten Punkt 25 legen.
› **Kurzgriff:** Zeigefinger halten

Reizblase

Ursache für häufigen Harndrang ist oft die Verkrampfung der Blasenmuskulatur.

4 › Energiepunkte 2 und hohe 1 über Kreuz halten

› **Strömanleitung:** Die Fingerspitzen der rechten Hand auf linken Energiepunkt 2 legen. Gleichzeitig die Fingerspitzen der linken Hand auf rechten Punkt hohe 1 (genau eine Handbreit über Punkt 1) legen. Dann wechseln: Finger der linken Hand auf rechten Punkt 2, Finger der rechten Hand auf linken Punkt hohe 1 legen.
› **Kurzgriff:** Zeigefinger halten

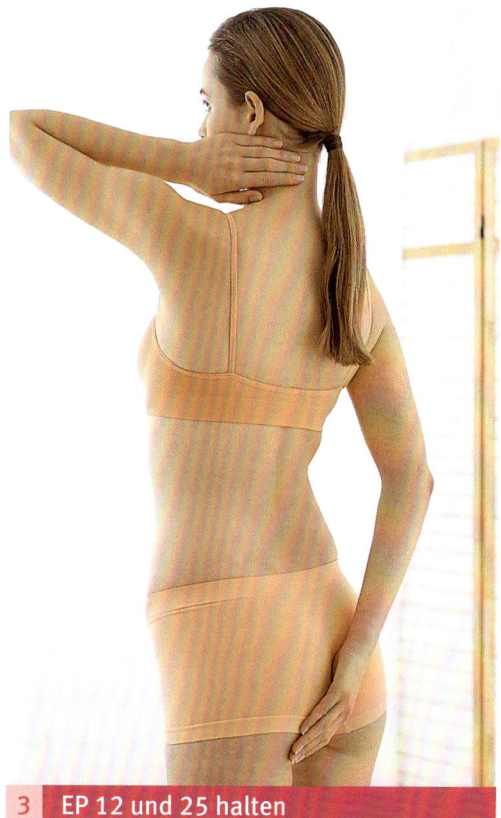

3 EP 12 und 25 halten

4 EP 2 und hohe 1 halten

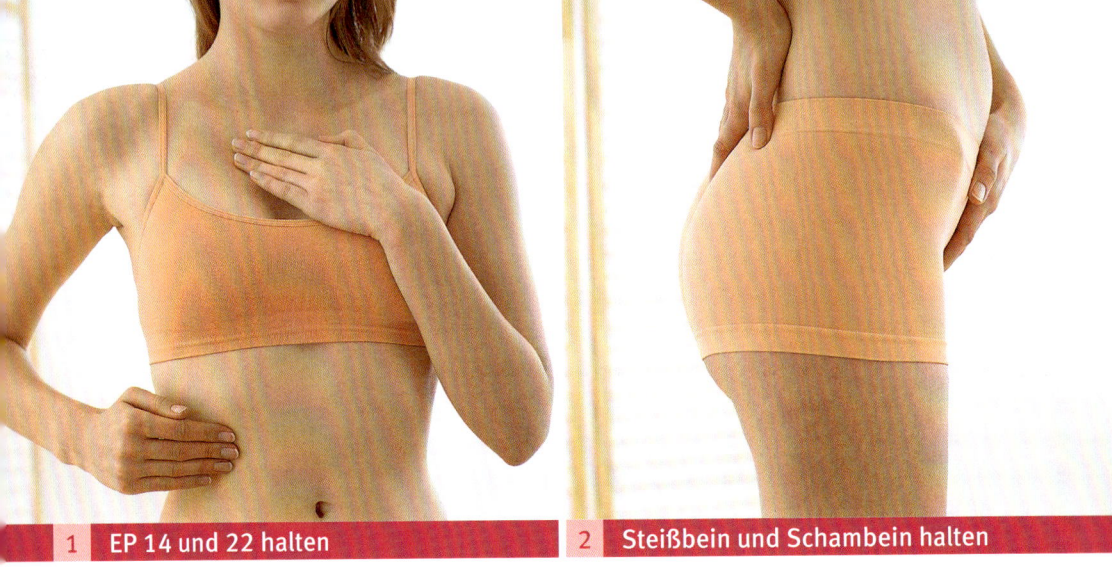

1 EP 14 und 22 halten
2 Steißbein und Schambein halten

Bronchitis

Man unterscheidet zwischen akuter und chronischer Bronchitis. Die akute tritt oft im Winter auf, verursacht durch einen Virusinfekt. Aber auch kalte Luft und chemische Reize, etwa das Einatmen von Dämpfen, können die Erkrankung hervorrufen. Für chronische Bronchitis ist oft Rauchen oder eine verschleppte Erkältung verantwortlich. Beim Strömen werden alle Formen über die Lungenenergie harmonisiert.

1 › Energiepunkte 14 und 22 gleichseitig halten

› **Strömanleitung:** Die Fingerspitzen der rechten Hand auf rechten Energiepunkt 14 legen. Gleichzeitig die Fingerspitzen der linken Hand auf rechten Punkt 22 legen. Dann wechseln: Finger der linken Hand auf linken Punkt 14, Finger der rechten Hand auf linken Punkt 22 legen.

› **Kurzgriff:** Ringfinger halten

Durchblutungsstörungen der Beine

Die Arterien versorgen den Körper mit sauerstoffreichem Blut. Kommt es zu einer Gefäßverengung, etwa durch eine Arterienverkalkung, wird das Gewebe nicht mehr genügend mit Sauerstoff und Nährstoffen versorgt. Dadurch schmerzen die Beine, werden taub und fühlen sich kalt an. Risikofaktoren sind besonders Rauchen, Diabetes und erhöhtes Cholesterin. Jin Shin Jyutsu hilft, die Durchblutung wieder anzuregen.

2 › Steißbein und Schambein halten

› **Strömanleitung:** Die Fingerspitzen der rechten Hand auf das Steißbein legen. Gleichzeitig die Finger der linken Hand auf das Schambein legen. Dann wechseln: Fingerspitzen der linken Hand auf das Steißbein, Finger der rechten Hand auf das Schambein legen.

› **Kurzgriff:** Zeigefinger halten

Durchfall

Akuter Durchfall kann durch verdorbene Nahrungsmittel, Krankheitskeime oder Antibiotika hervorgerufen werden. Der Körper will dadurch Erreger oder Gifte wieder loswerden. Auslöser von chronischem Durchfall sind beispielsweise Darmentzündungen oder ein Reizdarm. Verursacht wird Durchfall auch durch Stress oder belastende Lebenssituationen. Bei Durchfall über mehrere Tage sollten Sie den Arzt aufsuchen.

3 › Energiepunkte 2 und 8 über Kreuz halten

› **Strömanleitung:** Die Finger der rechten Hand auf rechten Energiepunkt 2, die Finger der linken Hand auf linken Punkt 8 legen. Dann wechseln: Finger der linken Hand auf linken Punkt 2, Finger der rechten Hand auf rechten Punkt 8 legen.
› **Kurzgriff:** Ringfinger halten

Ellbogenbeschwerden

Meist sind es immer wiederkehrende Bewegungsabläufe bei monotonen Arbeiten, Tennis- oder Golfspielen, die das Ellbogengelenk überbeanspruchen, dadurch Entzündungen hervorrufen und Schmerzen bereiten. Man spricht bei diesen Beschwerden auch vom Tennisarm. Im körperlichen wie im sprichwörtlichen Sinn sollte man seine Ellbogen dann zurückhaltender einsetzen.

4 › Energiepunkte 11 und 19 über Kreuz halten

› **Strömanleitung:** Die Fingerspitzen der linken Hand auf rechten Energiepunkt 11 legen. Gleichzeitig die Finger der rechten Hand auf linken Punkt 19 legen. Dann wechseln: Finger der rechten Hand auf linken Punkt 11, Finger der linken Hand auf rechten Punkt 19 legen.
› **Kurzgriff:** Zeigefinger halten

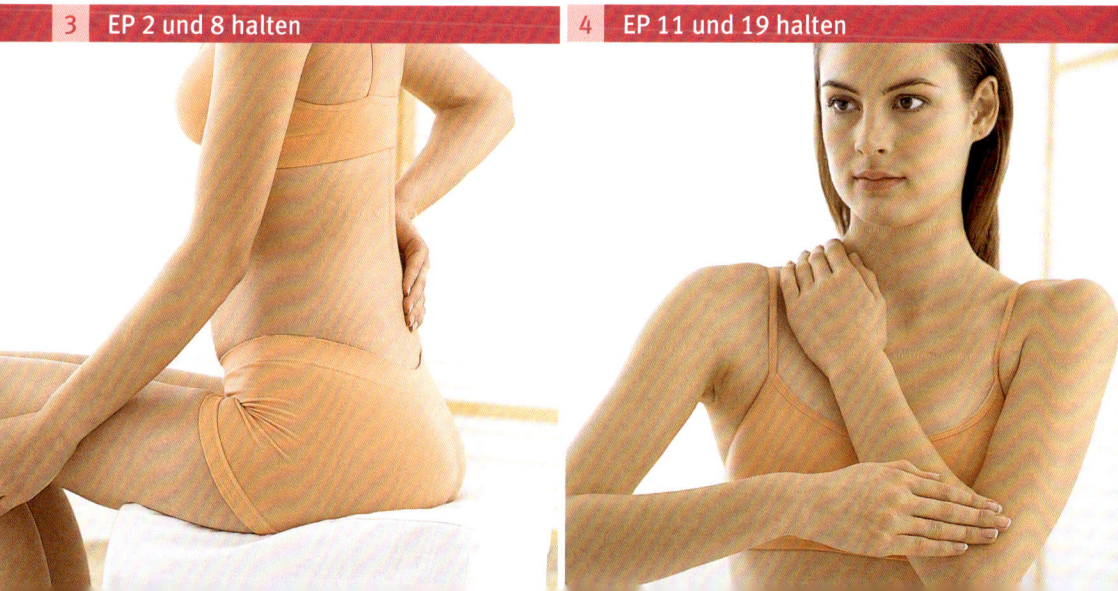

3 EP 2 und 8 halten   **4** EP 11 und 19 halten

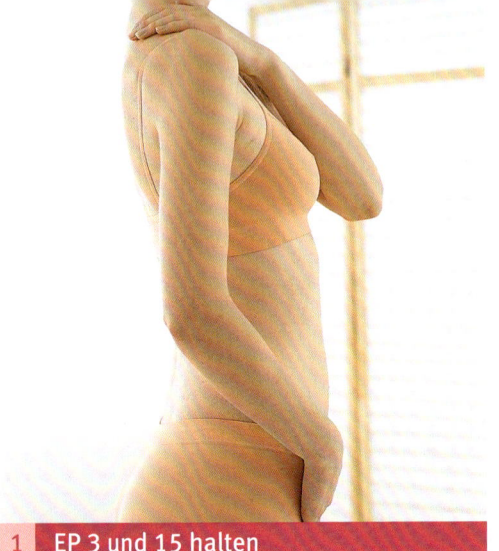

1 EP 3 und 15 halten

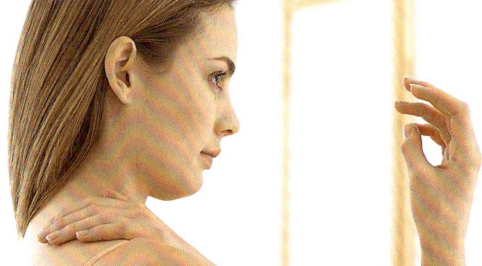

2 EP 3 und Finger halten

Erbrechen

Nicht nur Nahrung und Medikamente, auch Belastendes, das »wie ein Stein im Magen liegt« oder bei dem es »einem übel wird, wenn man daran denkt«, kann Erbrechen hervorrufen.

1 › Energiepunkte 3 und 15 gleichseitig halten

› **Strömanleitung:** Die Fingerspitzen der linken Hand auf rechte 3 legen. Gleichzeitig die Finger der rechten Hand auf rechte 15 legen. Dann wechseln: Die Finger der rechten Hand auf linke 3, die Finger der linken Hand auf linke 15 legen.

› **Kurzgriff:** Daumen halten

Erkältung

Bei Husten und Halsschmerzen hat man vielleicht gerade die »Nase voll«, ist »verschnupft«, will nichts mehr »schlucken«.

2 › Energiepunkt 3 und Finger halten

› **Strömanleitung:** Die Finger der linken Hand auf rechten Energiepunkt 3 legen. Gleichzeitig bildet die rechte Hand nacheinander einen Ring aus Daumen und kleinem Finger, Daumen und Ringfinger, Daumen und Mittelfinger, Daumen und Zeigefinger. Dann wechseln: Finger der rechten Hand auf linken Punkt 3 legen. Gleichzeitig bildet die linke Hand nacheinander einen Ring aus Daumen und kleinem Finger, Daumen und Ringfinger, Daumen und Mittelfinger, Daumen und

GU-ERFOLGSTIPP
WEHRET DEN ANFÄNGEN

Das Strömen der Griffkombination für Erkältung (Energiepunkt 3 und Finger) ist immer bei den ersten Symptomen angesagt: bei Frösteln, Halskratzen, Nasenjucken. Denn damit lässt sich die Krankheit meist im Keim ersticken.

Zeigefinger. Jede Griffkombination drei Minuten halten.
› **Kurzgriff:** Mittelfinger halten

Erschöpfung

Nach einer schweren Krankheit, seelischer Belastung, beruflichem oder privatem Dauerstress fühlt man sich ausgelaugt, kraft- und energielos.

3 › Energiepunkte 11 und hohe 19 gleichseitig halten

› **Strömanleitung:** Die Fingerspitzen der linken Hand auf linken Energiepunkt 11 legen. Gleichzeitig die Fingerspitzen der rechten Hand auf linken Punkt hohe 19 (genau eine Handbreit über Punkt 19) legen. Dann wechseln: Die Finger der rechten Hand auf rechten Punkt 11, die Finger der linken Hand auf rechten Punkt hohe 19 legen.
› **Kurzgriff:** Erst die Daumen, dann die kleinen Finger halten

› **Strömanleitung:** Die Finger der linken Hand auf rechten Energiepunkt 13 legen. Gleichzeitig die Finger der rechten Hand auf rechten Punkt 1 legen. Dann wechseln: Finger der rechten Hand auf linken Punkt 13, Finger der linken Hand auf linken Punkt 1 legen.
› **Kurzgriff:** Mittelfinger halten

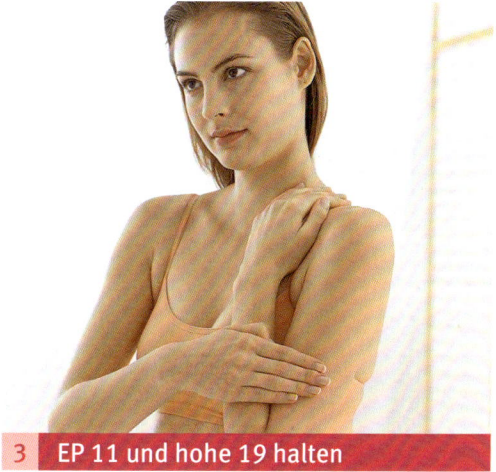
3 EP 11 und hohe 19 halten

Essstörungen

Wenn normales Essverhalten verloren ging, kann Magersucht oder Übergewicht die Folge sein.

Appetitlosigkeit

Bei Krankheiten und in psychisch belastenden Situationen vergeht uns der Appetit.

4 › Energiepunkte 13 und 1 gleichseitig halten

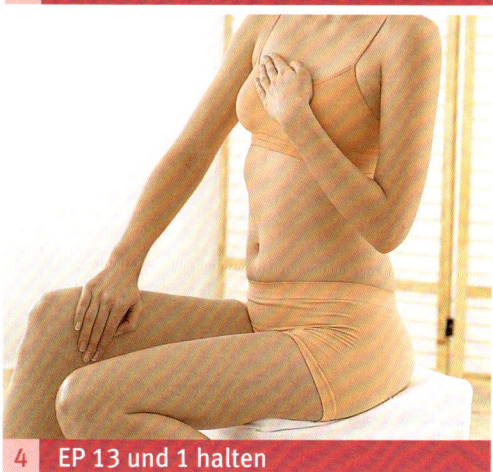
4 EP 13 und 1 halten

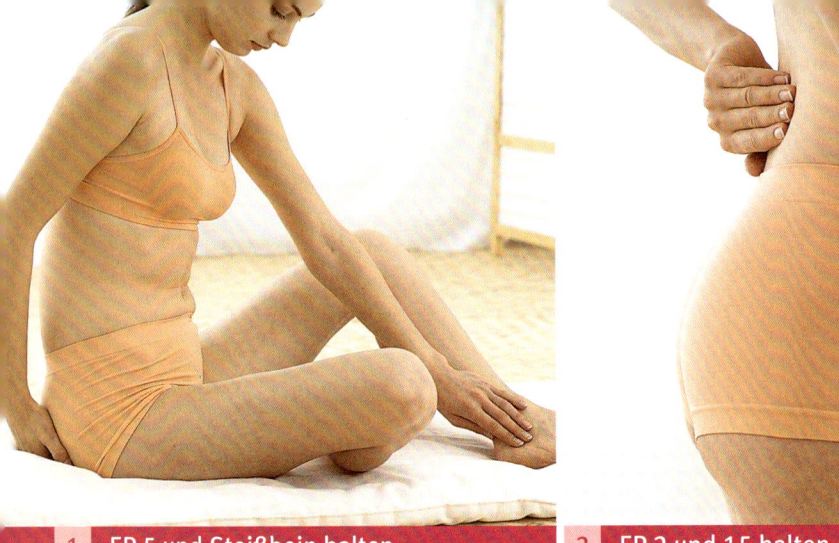

| 1 | EP 5 und Steißbein halten | 2 | EP 2 und 15 halten |

Übermäßiger Appetit

Bei Heißhunger oder zu großem Appetit ist das Essen keine Reaktion auf ein körperliches Hungergefühl mehr, sondern Ersatz für ein psychisches Bedürfnis, zum Beispiel um Liebe und Zuneigung zu bekommen.

1 › Energiepunkt 5 und Steißbein halten

› **Strömanleitung:** Die Fingerspitzen der linken Hand auf linken Energiepunkt 5 legen. Gleichzeitig die Finger der rechten Hand auf das Steißbein legen. Dann wechseln: Finger der rechten Hand auf rechten Punkt 5 legen, Finger der linken Hand auf das Steißbein legen.
› **Kurzgriff:** Daumen halten

Fieber

Fieber zeigt an, dass der Körper mithilfe von erhöhter Temperatur Krankheitserreger bekämpft. Strömen hilft, die Temperatur zu regulieren.

Mäßiges Fieber (bis 39 °C)

Unterstützend zum Strömen können Sie Wadenwickel anlegen. Aber nur, wenn die Füße warm sind. Hält mäßiges Fieber länger als drei Tage an, empfiehlt es sich, einen Arzt aufzusuchen.

2 › Energiepunkte 2 und 15 gleichseitig halten

› **Strömanleitung:** Die Finger der linken Hand auf rechten Energiepunkt 2, die Finger der rechten Hand auf rechten Punkt 15 legen. Dann wechseln: Finger der rechten Hand auf linken Punkt 2, Finger der linken Hand auf linken Punkt 15 legen.
› **Kurzgriff:** Mittelfinger halten

Hohes Fieber (ab 39 °C)

Fieber ab 39 °C zeigt deutlich, dass eine ernst zu nehmende Krankheit dahintersteckt, die es zu klären gilt. Oft ist Fieber begleitet von Schüttelfrost, Kopfschmerzen, Übelkeit, Appetitlosigkeit und Lymphdrüsenschwellungen.

| 3 | › Energiepunkte 3 und 13 gleichseitig halten |

› **Strömanleitung:** Die Finger der linken Hand auf linken Energiepunkt 3, die gespreizte rechte Hand über linken Punkt 13 legen. Dann wechseln: Finger der rechten Hand auf rechten Punkt 3, die gespreizte linke Hand über rechten Punkt 13 legen.
› **Kurzgriff:** Mittelfinger halten

Gallenprobleme

Fettunverträglichkeit, Gallensteine, Gallenkoliken und Gallenblasenentzündung sind häufige Beschwerden. Neben einer erblichen Disposition und falscher Ernährung spielen auch psychische Aspekte eine Rolle. Unterdrückte und zurückgehaltene Aggressionen vor allem im familiären Bereich lassen einen »Gift und Galle spucken«, oder es kommt einem »die Galle hoch«.

Fettunverträglichkeit

Wer kein Fett verträgt, bekommt Verdauungsbeschwerden. Er muss aufstoßen, leidet unter Völlegefühl, Unwohlsein, Übelkeit oder Blähungen.

| 4 | › Energiepunkte 12 und 20 über Kreuz halten |

› **Strömanleitung:** Die Finger der linken Hand auf linken Energiepunkt 12 legen. Gleichzeitig die Finger der rechten Hand auf rechten Punkt 20 legen. Dann wechseln: Finger der rechten Hand auf rechten Punkt 12, Finger der linken Hand auf linken Punkt 20 legen.
› **Kurzgriff:** Mittelfinger halten

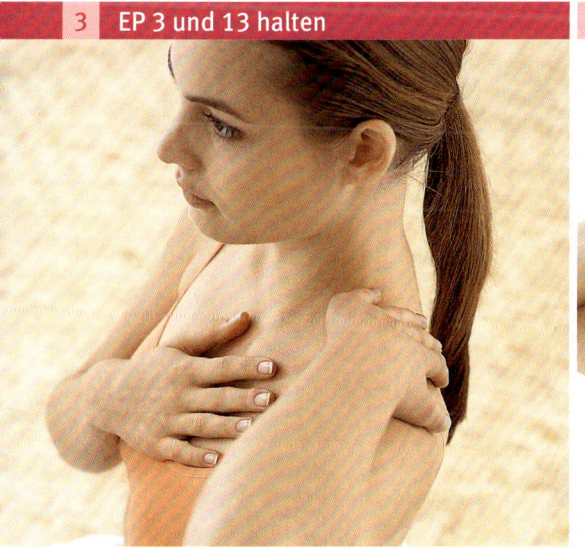
3 EP 3 und 13 halten

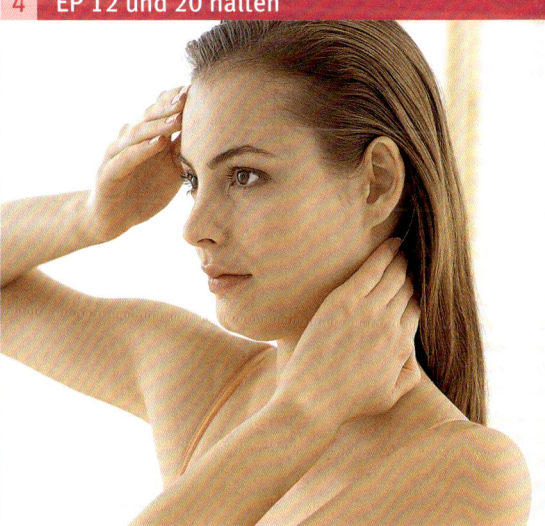
4 EP 12 und 20 halten

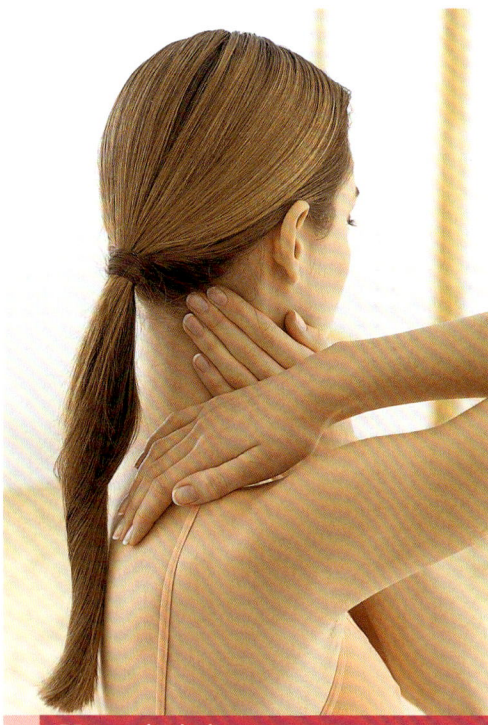

1 | EP 4 und 3 halten

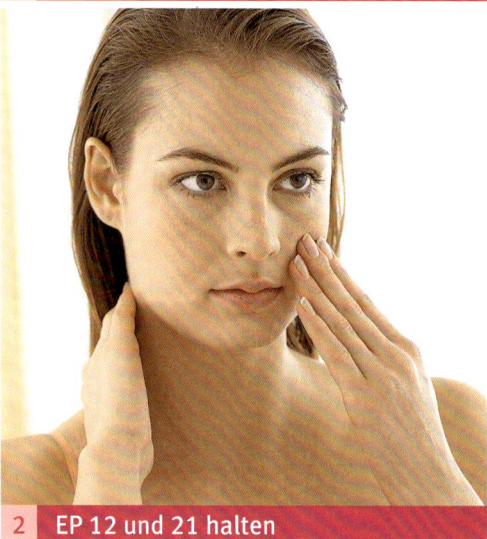

2 | EP 12 und 21 halten

Gallenblasenentzündung

Meist verursacht durch Gallensteine, die die Gallenblase reizen. Es entwickelt sich eine schmerzhafte Entzündung im rechten Oberbauch, die häufig mit Appetitlosigkeit, Übelkeit und Fieber einhergeht.

1 › Energiepunkte 4 und 3 gleichseitig halten

› **Strömanleitung:** Die Finger der linken Hand auf rechten Energiepunkt 4 legen. Gleichzeitig die Finger der rechten Hand auf rechten Punkt 3 legen. Dann wechseln: Finger der rechten Hand auf linken Punkt 4, Finger der linken Hand auf linken Punkt 3 legen.
› **Kurzgriff:** Mittelfinger halten

Gehirnerschütterung

Gehirnerschütterung entsteht durch äußere Gewalteinwirkung auf den Kopf. Kopfschmerzen, Übelkeit, Erbrechen und Schwindel sind die Folge. Ruhe ist nötig.

2 › Energiepunkte 12 und 21 über Kreuz halten

› **Strömanleitung:** Die Finger der rechten Hand auf rechten Energiepunkt 12, die Finger der linken Hand auf linken Punkt 21 legen. Dann wechseln: Finger der linken Hand auf linken Punkt 12, Finger der rechten Hand auf rechten Punkt 21 legen.
› **Kurzgriff:** Zeigefinger halten

Gelenkbeschwerden

Steife, verstauchte, überdehnte, geprellte oder gezerrte Gelenke behindern uns in der Beweglichkeit. Manchmal jedoch mangelt es auch an geistiger Beweglichkeit: Man hat sich auf eine Einstellung oder ein Thema »versteift«, ist ein bisschen »verdreht«, es gilt, etwas »richtig zu stellen« oder »einzurenken«.

Arthritis und Arthrose

Beide Erkrankungen schränken die Bewegungsfähigkeit stark ein: Arthritis durch Entzündungen der Gelenke, Arthrose durch Abnutzung und Verschleiß der Knochen.

3 › Kleinen Zeh und Schambein halten

› **Strömanleitung:** Die Fingerspitzen der rechten Hand halten den rechten kleinen Zeh. Gleichzeitig die Fingerspitzen der linken Hand auf den Schambeinrand legen. Dann wechseln: Die Finger der linken Hand halten den linken kleinen Zeh, die Finger der rechten Hand auf den Schambeinrand legen.
› **Kurzgriff:** Zeigefinger halten

Verstauchungen

Falsche Bewegungen, etwa bei einem Sturz oder Umknicken, können zu einer Zerrung oder Überdehnung der Gelenkbänder führen. Jetzt sind Ruhe und Strömen angesagt.

4 › Energiepunkte 5 und 16 gleichseitig halten

› **Strömanleitung:** Die Finger der rechten Hand auf rechten Energiepunkt 16 legen. Gleichzeitig die Finger der linken Hand auf rechten Punkt 5 legen. Dann wechseln: Finger der linken Hand auf linken Punkt 16, Finger der rechten Hand auf linken Punkt 5 legen.
› **Kurzgriff:** Erst die Zeigefinger, dann die Daumen halten

3 Kleinen Zeh und Schambein halten

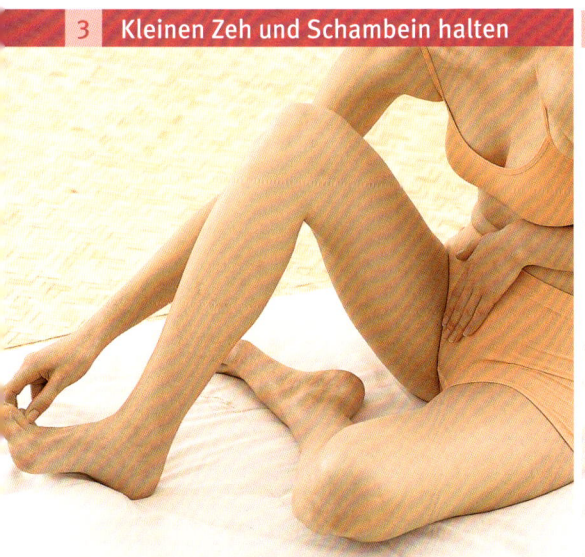

4 EP 5 und 16 halten

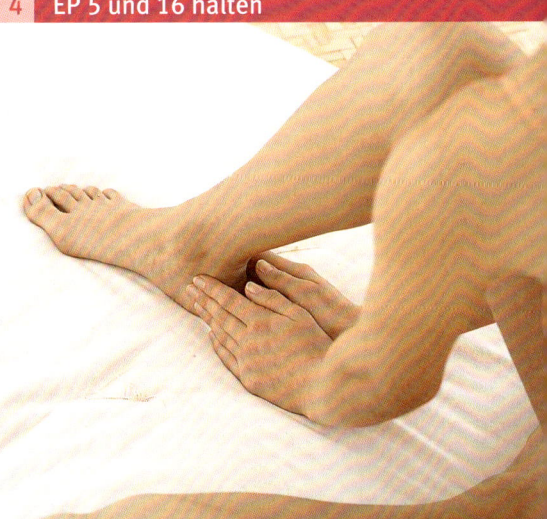

Gicht

Bei zu hoher Harnsäurekonzentration im Blut bilden sich Harnsäurekristalle, die sich in den Gelenken ablagern und zu schmerzhaften Entzündungen führen. Durch die Umstellung der Ernährung und naturheilkundliche Maßnahmen bessern sich die Beschwerden. Wichtig ist hier die Untersuchung durch den Arzt. Am besten sollte sogar eine Ernährungsberatung in Erwägung gezogen werden. Strömen unterstützt die Entgiftung, fördert die Ausschwemmung der Giftstoffe.

1 › Energiepunkte 5 und 25 gleichseitig halten

› **Strömanleitung:** Die Fingerspitzen der linken Hand auf rechten Energiepunkt 5 legen. Gleichzeitig die Finger der rechten Hand auf rechten Punkt 25 legen. Dann wechseln: Finger der rechten Hand auf linken Punkt 5, Finger der linken Hand auf linken Punkt 25 legen.
› **Kurzgriff:** Erst die Mittelfinger, dann die Zeigefinger halten

Überlastung

Fehlhaltungen in der Bewegung, schwere körperliche Arbeit, langes Stehen, einseitiges oder übertriebenes Fitnesstraining ebenso wie zu viel Köpergewicht führen zu Überlastung der Gelenke. Oft sind es aber auch psychische Lasten, etwa ständige Überforderung, die dem Körper zu schaffen machen, die auf den Schultern lasten, die Haltung verlieren lassen und uns schon mal »in die Knie zwingen«. Mit dieser Jin Shin Jyutsu-Griffkombination nehmen Sie nicht nur die Last von den Gelenken.

2 › Energiepunkte 1 und 2 über Kreuz halten

› **Strömanleitung:** Die Finger der linken Hand auf rechten Energiepunkt 2 legen. Gleichzeitig die Finger der rechten Hand auf linken Punkt 1 legen. Dann wechseln: Finger der rechten Hand auf linken Punkt 2, Finger der linken Hand auf rechten Punkt 1 legen.
› **Kurzgriff:** Zeigefinger halten

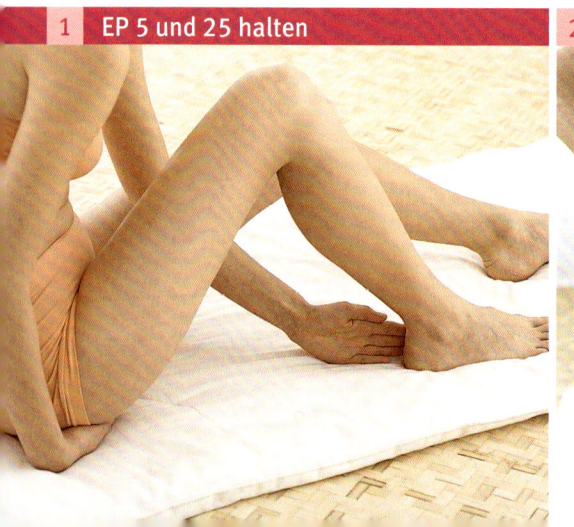

1 EP 5 und 25 halten

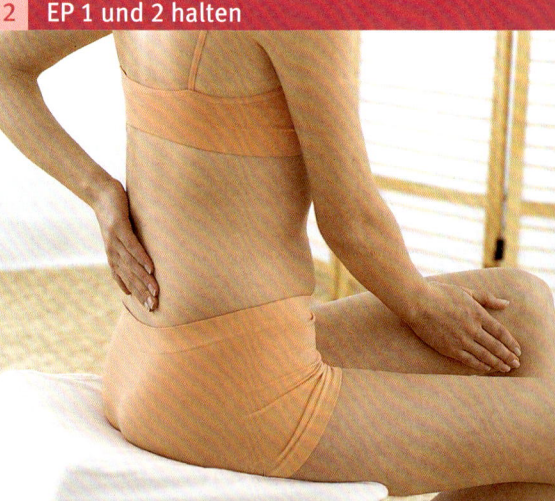

2 EP 1 und 2 halten

Gewichtsprobleme

Liegt keine Stoffwechselkrankheit vor, können Gewichtsprobleme mit mangelnder Bewegung und mit der Psyche zusammenhängen. Viele Übergewichtige möchten wahrgenommen werden. Das Essen wird zum Ersatz für fehlende Zuwendung. Der Kummerspeck soll vor Verletzungen schützen. Untergewichtige wollen sich oft nichts gönnen, trauen sich keine (Ge)Wichtigkeit zu. Jin Shin Jyutsu reguliert Über- und Untergewicht.

3 › Energiepunkte 21 und 13 gleichseitig halten

› **Strömanleitung:** Die Finger der rechten Hand auf rechten Energiepunkt 21, gleichzeitig die Finger der linken Hand auf rechten Punkt 13 legen. Dann wechseln: Finger der linken Hand auf linken Punkt 21, Finger der rechten Hand auf linken Punkt 13 legen.
› **Kurzgriff:** Erst die Daumen, dann die Mittelfinger halten

Halsschmerzen

Halsschmerzen sind ein typisches Erkältungssymptom. Oft will man dann »nichts mehr schlucken« und »hat einen dicken Hals«. Ist das Immunsystem zu schwach, um Bakterien zu bekämpfen, entsteht bakterielle Angina, die mit einem Antibiotikum behandelt werden muss.

4 › Energiepunkte 11 und 13 über Kreuz halten

› **Strömanleitung:** Die Fingerspitzen der linken Hand auf linken Energiepunkt 11 legen. Gleichzeitig die Fingerspitzen der rechten Hand auf rechten Punkt 13 legen. Dann wechseln: Finger der rechten Hand auf rechten Punkt 11, Finger der linken Hand auf linken Punkt 13 legen.
› **Kurzgriff:** Kleine Finger halten

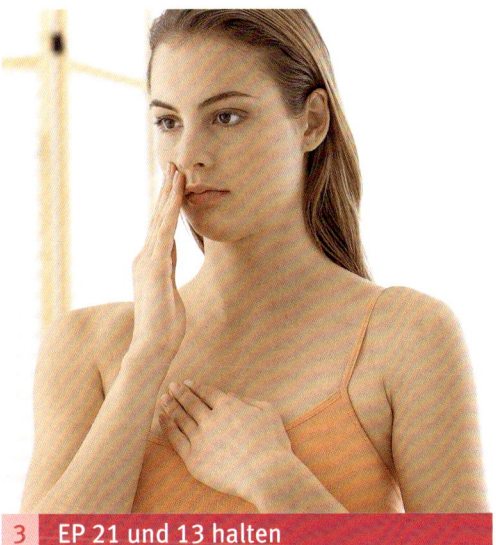
3 EP 21 und 13 halten

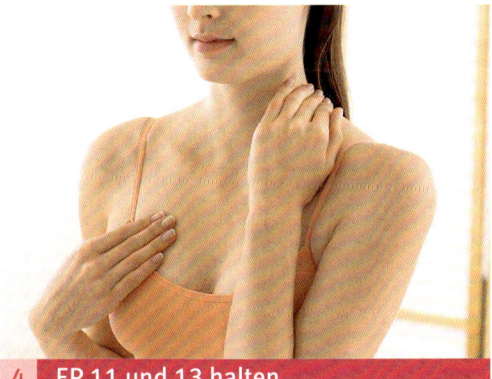
4 EP 11 und 13 halten

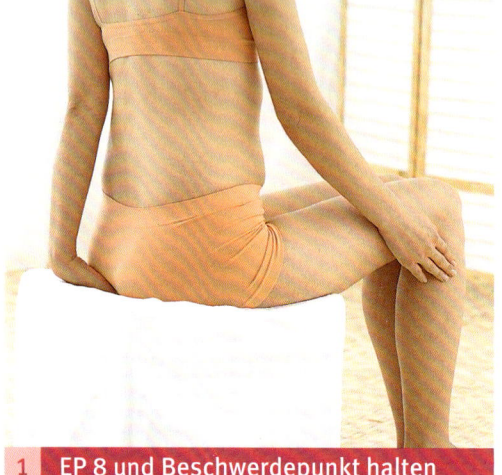

1 EP 8 und Beschwerdepunkt halten

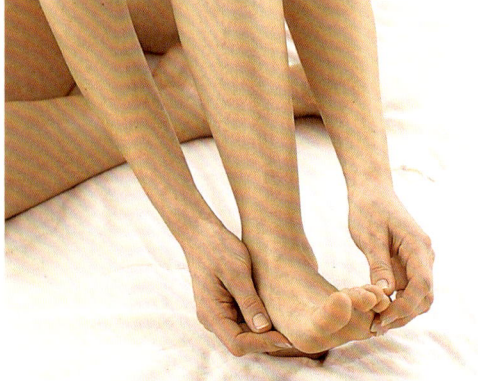

2 EP 6 und kleinen Zeh halten

› **Strömanleitung:** Die Fingerspitzen der linken Hand auf den Beschwerdepunkt legen. Gleichzeitig rechte Hand auf rechten Energiepunkt 8 legen. Dann wechseln: Fingerspitzen der rechten Hand auf den Beschwerdepunkt legen, linke Hand auf linken Punkt 8 legen.

› **Kurzgriff:** Zeigefinger halten

Hautprobleme

Hatten früher vor allem Teenager mit Akne zu kämpfen, ist diese heute bei vielen über 30-Jährigen noch ein Problem. Aber auch Ekzeme und Neurodermitis-Erkrankungen nehmen zu. Und Gürtelrose, eine durch Viren verursachte Infektion der Haut, ist weit verbreitet. Solche Beschwerden haben auch eine psychische Komponente. Menschen mit Hautproblemen sind oft »dünnhäutig« oder es »geht ihnen etwas unter die Haut«. Jin Shin Jyutsu kann helfen, dass man sich wieder »in seiner Haut wohlfühlt«.

2 › Energiepunkt 6 und kleinen Zeh gleichzeitig halten

› **Strömanleitung:** Die Finger der rechten Hand auf linken Energiepunkt 6 legen. Gleichzeitig mit den Fingern der linken Hand den linken kleinen Zeh halten. Dann wechseln: Finger der linken Hand auf rechten Punkt 6 legen, mit den Fingern der rechten Hand den rechten kleinen Zeh halten.

› **Kurzgriff:** Erst die kleinen Finger, dann die Daumen halten

Hämorrhoiden

Häufiger Grund für Hämorrhoiden ist eine angeborene Bindegewebsschwäche. In der Schwangerschaft, bei chronischer Verstopfung und durch eine vorwiegend sitzende Tätigkeit kommt es oft zum Ausbruch der Beschwerden, die sich durch Juckreiz, Brennen und Schmerzen beim Stuhlgang äußern. Es lohnt sich, auf ausgewogene Ernährung und Bewegung zu achten.

1 › Energiepunkt 8 und Beschwerdepunkt halten

Herpes

Lippenherpes ist eine Viruserkrankung, bei der sich an der Lippe kleine nässende Bläschen bilden, die jucken und schmerzen. Auch wenn die Bläschen nach ein paar Tagen abheilen, schlummert der Virus weiter im Körper.

3 › Energiepunkt 22 und Stelle der Herpesbläschen halten

› **Strömanleitung:** Die Fingerspitzen der rechten Hand kurz über die Stelle mit Herpes legen. Gleichzeitig die Fingerspitzen der linken Hand in einer Linie mit der Herpesstelle auf Energiepunkt 22 legen. Punkt 22 also nur auf der Körperseite mit Herpes strömen, und ihn – je nach Herpesstelle – etwas nach rechts oder nach links variieren.
› **Kurzgriff:** Daumen halten

› **Strömanleitung:** Die Finger der rechten Hand auf rechten Energiepunkt 15, die Finger der linken Hand auf rechten Punkt 6 legen. Dann wechseln: Finger der linken Hand auf linken Punkt 15, Finger der rechten Hand auf linken Punkt 6 legen.
› **Kurzgriff:** Kleine Finger halten

Herzbeschwerden

Weil Herzprobleme lebensbedrohlich sein können, müssen sie immer medizinisch abgeklärt werden. Wer lernt, »auf sein Herz zu hören«, kann seine Beschwerden lindern.

Herzbeklemmungen

Beklemmungsgefühle in der Herzgegend sind oft Zeichen psychischer Überlastung. Befragen Sie trotzdem Ihren Arzt.

4 › Energiepunkte 15 und 6 gleichseitig halten

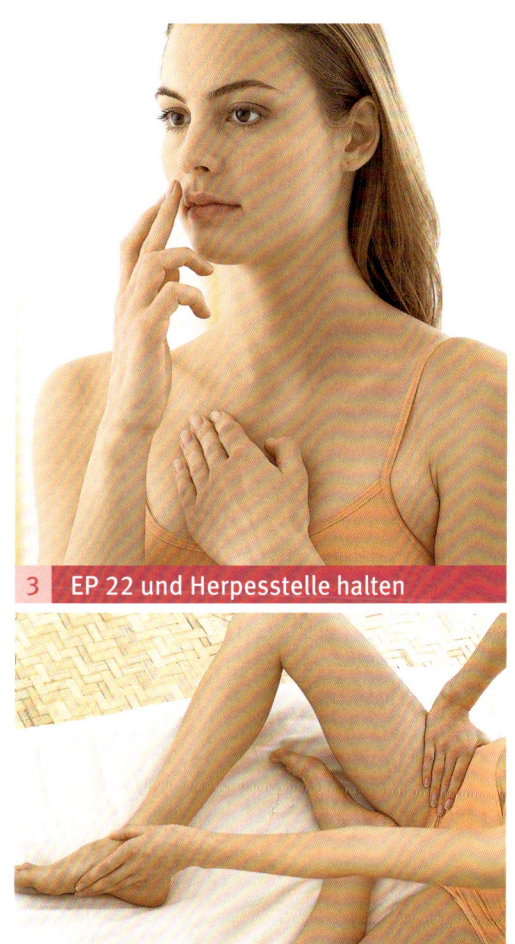

3 EP 22 und Herpesstelle halten

4 EP 15 und 6 halten

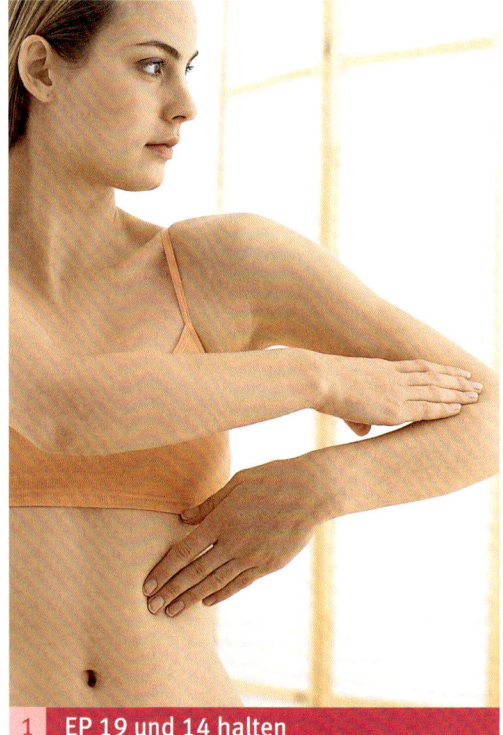

1 EP 19 und 14 halten

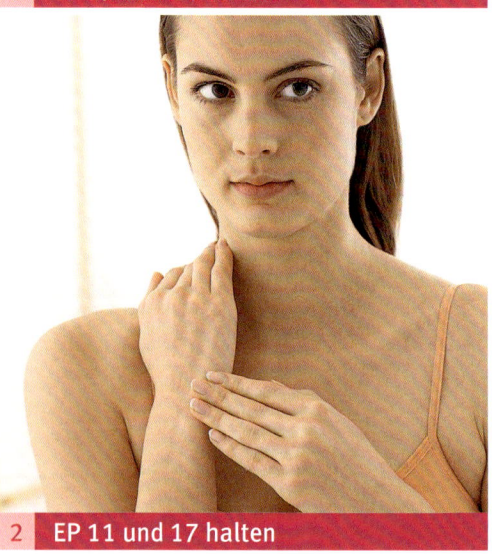

2 EP 11 und 17 halten

Herzrasen

Das plötzliche Rasen in der Brust dauert meist nur Sekunden und wird oft von Schwindel begleitet. Neben Bluthochdruck sind zu viel Kaffee, Nikotin, Alkohol und Stress häufige Ursachen. Denken Sie an einen gesünderen Lebensstil und strömen Sie unterstützend.

1 › Energiepunkte 19 und 14 gleichseitig halten

› **Strömanleitung:** Die Finger der rechten Hand auf rechten Energiepunkt 14 legen. Gleichzeitig die Finger der linken Hand auf rechten Punkt 19 legen. Dann wechseln: Finger der linken Hand auf linken Punkt 14, Finger der rechten Hand auf linken Punkt 19 legen.
› **Kurzgriff:** Kleine Finger halten

Herzstolpern

Die Ursachen für unregelmäßigen Herzschlag sind ähnlich wie beim Herzrasen und sollten ärztlich abgeklärt werden.

2 › Energiepunkte 11 und 17 gleichseitig halten

› **Strömanleitung:** Die Fingerspitzen der rechten Hand auf rechten Energiepunkt 11 legen. Gleichzeitig die Fingerspitzen der linken Hand auf rechten Punkt 17 legen. Dann wechseln: Finger der linken Hand auf linken Punkt 11, Finger der rechten Hand auf linken Punkt 17 legen.
› **Kurzgriff:** Kleine Finger halten

Hitzewallungen

Plötzlich auftretende Hitze, die sich über Brust und Kopf ausbreitet und zu einem starken Schweißausbruch führt, ist ein typisches Symptom der Wechseljahre. Ursache ist die hormonelle Umstellung. Eine ausgewogene, vitamin- und mineralstoffreiche Ernährung und der Verzicht auf Genussmittel können die Symptome lindern. Auch Kneipp'sche Anwendungen, Homöopathie, Schüßler-Salze, Bach-Blüten und tägliches Strömen helfen. Wenn Ihnen bei nächtlichem Schweißausbruch das Strömen der Waden unangenehm ist, strömen Sie Energiepunkt 13 (Seite 60).

3 › Beide Waden halten

› **Strömanleitung:** Die rechte Hand auf die rechte Wade legen. Gleichzeitig die linke Hand auf die linke Wade legen. Dann wechseln: Rechte Hand auf linke Wade, linke Hand auf rechte Wade legen.
› **Kurzgriff:** Mittelfinger halten

Hüftbeschwerden

Meist sind Verschleißerscheinungen der Grund für Beschwerden der Hüfte. Schmerzen im Hüftgelenk behindern das Vorwärtsgehen und Weiterkommen, im körperlichen ebenso wie im psychischen Sinn. Jin Shin Jyutsu hilft, die Schmerzen zu lindern und blockierte Energien wieder in Fluss zu bringen.

4 › Energiepunkt 15 und schmerzenden Bereich gleichseitig halten

› **Strömanleitung:** Bei Hüftschmerzen auf der linken Seite: Die linke Hand auf den schmerzenden Bereich legen. Gleichzeitig die Fingerspitzen der rechten Hand auf linken Energiepunkt 15 legen. Bei Schmerzen auf der rechten Seite: Die rechte Hand auf den schmerzenden Bereich legen. Gleichzeitig die Fingerspitzen der linken Hand auf rechten Punkt 15 legen.
› **Kurzgriff:** Mittelfinger halten

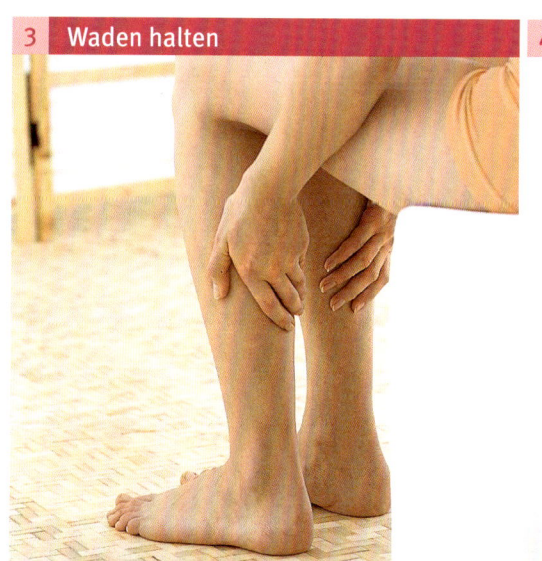

3 Waden halten

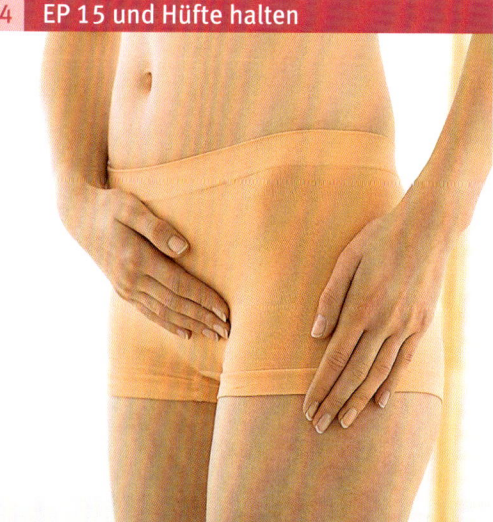

4 EP 15 und Hüfte halten

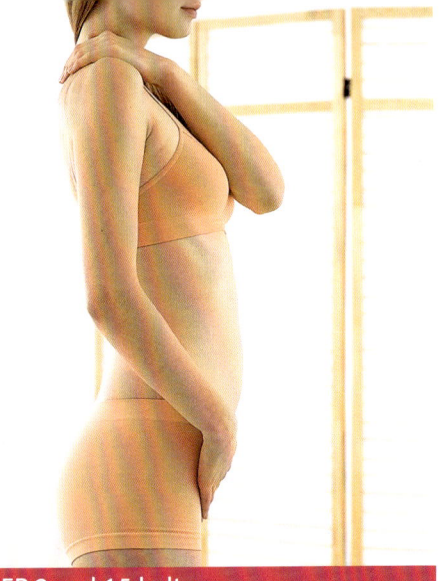

1 EP 3 und 15 halten

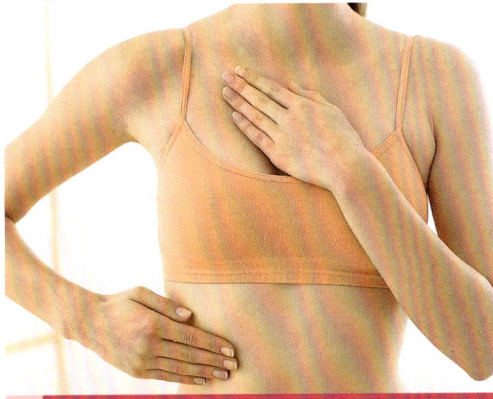

2 EP 14 und 22 halten

1 › Energiepunkte 3 und 15 gleichseitig halten

› **Strömanleitung:** Die Fingerspitzen der linken Hand auf rechten Energiepunkt 3 legen. Gleichzeitig die Finger der rechten Hand auf rechten Punkt 15 legen. Dann wechseln: Finger der rechten Hand auf linken Punkt 3, Finger der linken Hand auf linken Punkt 15 legen.
› **Kurzgriff:** Ringfinger halten

Immunsystem, geschwächtes

Das Immunsystem ist dafür zuständig, dass sich der Organismus an neue Anforderungen anpasst. Anpassung ist aber auch auf seelischer Ebene erforderlich. Gedanken, Gefühle und Stress können das Immunsystem schwächen.

2 › Energiepunkte 14 und 22 gleichseitig halten

› **Strömanleitung:** Die Fingerspitzen der rechten Hand auf rechten Energiepunkt 14 legen. Gleichzeitig die Finger der linken Hand auf rechten Punkt 22 legen. Dann wechseln: Finger der linken Hand auf linken Punkt 14, Finger der rechten Hand auf linken Punkt 22 legen.
› **Kurzgriff:** Ringfinger halten

Husten

Husten hängt meistens mit einer harmlosen Erkältung zusammen. Hält er jedoch länger als drei bis vier Wochen an, kann er Anzeichen einer ernsten Erkrankung sein und bedarf ärztlicher Abklärung. Manchmal möchte man auch sprichwörtlich »jemandem etwas husten«. Besser wäre es, sich gleich mit einem Problem auseinanderzusetzen, als es später »aushusten« zu müssen.

Kniebeschwerden

Meist verursachen Arthrose, Kapselband- und Meniskusschäden Beschwerden im Kniegelenk. Im übertragenen Sinn kann man sich fragen, ob es etwas gibt, »dem man sich nicht beugen mag«.

Bänderprobleme

Die Bänder verstärken die Gelenkkapseln, stabilisieren damit das Gelenk und geben Halt. Wird ein Gelenk überdehnt oder verdreht, kann es zu einer Bänderzerrung oder einem Bänderriss kommen.

3 › Energiepunkte 4 und 22 über Kreuz halten

› **Strömanleitung:** Die Finger der linken Hand auf linken Energiepunkt 4 legen. Gleichzeitig die Finger der rechten Hand auf rechten Punkt 22 legen. Dann wechseln: Finger der rechten Hand auf rechten Punkt 4, Finger der linken Hand auf linken Punkt 22 legen.
› **Kurzgriff:** Mittelfinger halten

Meniskusbeschwerden

Als Teil des Kniegelenks soll der Meniskus wie ein Stoßdämpfer Druck bei Belastung und Bewegung des Knies abfedern. Weil er dabei ständig stark beansprucht wird, kommt es häufig zum Verschleiß oder Einriss dieser Knorpelscheibe. Deshalb: Bei den ersten Schmerzanzeichen strömen.

4 › Energiepunkte 1 und 8 gleichseitig halten

› **Strömanleitung:** Die Finger der linken Hand auf linken Energiepunkt 8 legen. Gleichzeitig die Finger der rechten Hand auf linken Punkt 1 legen. Dann wechseln: Finger der rechten Hand auf rechten Punkt 8, Finger der linken Hand auf rechten Punkt 1 legen.
› **Kurzgriff:** Erst die Daumen, dann die Zeigefinger halten

3 | EP 4 und 22 halten

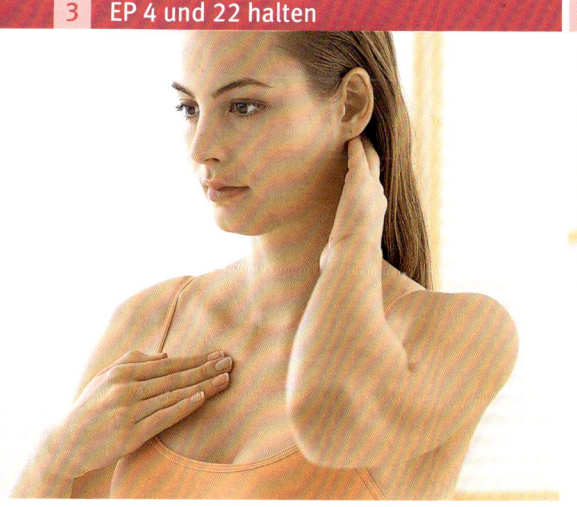

4 | EP 1 und 8 halten

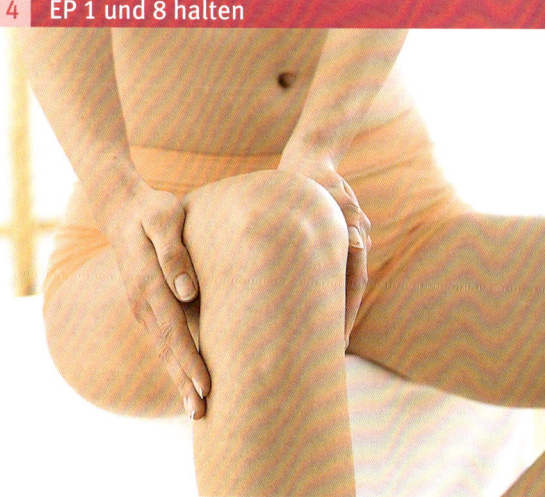

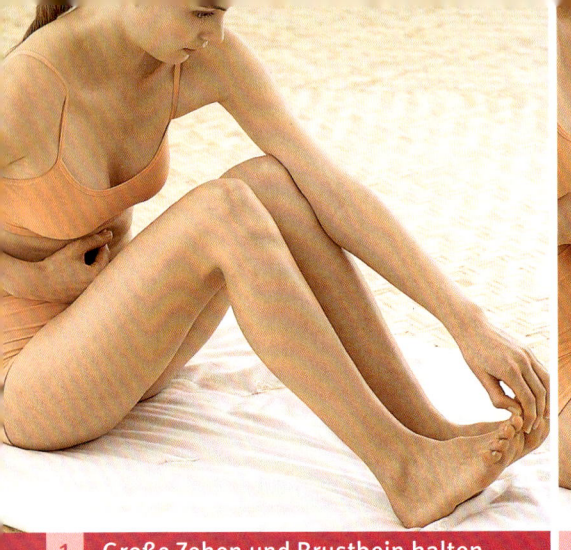
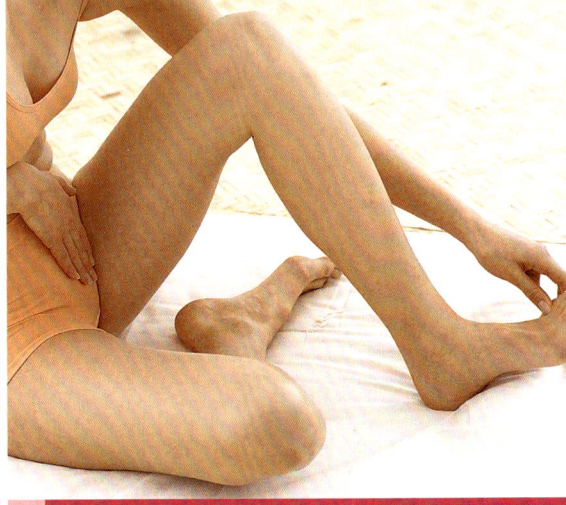

1 Große Zehen und Brustbein halten

2 Kleinen Zeh und Schambein halten

Kopfschmerzen

Die Ursachen für Kopfschmerzen sind ebenso vielfältig wie die Art und Weise ihres Auftretens. So ist beispielsweise bei häufig auftretenden Kopfschmerzen an Bluthochdruck oder Augenprobleme zu denken. Wer anhaltend davon geplagt ist, sollte sich untersuchen lassen. Menschen mit Kopfschmerzen sollten sich aber auch fragen, worüber sie sich »den Kopf zerbrechen«, wann ihnen »der Kopf schwirrt« oder »brummt«. Oft sind zu großer Perfektionismus und Ehrgeiz die Ursache der Beschwerden.

Schmerz im gesamten Kopf

Dieser Schmerz kommt am häufigsten vor. Meistens tritt er bei körperlicher oder seelischer Anspannung auf, manchmal ist er eine Reaktion des Körpers auf das Wetter. Oft schmerzt der gesamte Kopf auch bei Problemen mit den Augen oder in Folge eines Schleudertraumas.

1 › Große Zehen und Brustbein halten

› **Strömanleitung:** Mit der linken Hand beide großen Zehen zusammen halten. Gleichzeitig die Fingerspitzen der rechten Hand auf das Brustbeinende legen.
› **Kurzgriff:** Ringfinger halten

Schmerz im Hinterkopf

Ursache können Stoßverletzungen, etwa nach einem Sturz, ebenso wie Verspannungen im Schulter-Nacken-Bereich sein. Auch Menschen mit einem zu hohen Blutdruck sind oft von Schmerzen im Hinterkopf betroffen.

2 › Kleinen Zeh und Schambein halten

› **Strömanleitung:** Mit den Fingern der linken Hand den linken kleinen Zeh halten. Gleichzeitig die Finger der rechten Hand auf das Schambein legen. Dann wechseln: Mit den Fingern der rechten Hand den rechten kleinen Zeh halten, die Finger der linken Hand auf das Schambein legen.
› **Kurzgriff:** Zeigefinger halten

Schmerz in der Stirn

Im Stirnbereich machen uns meist Spannungskopfschmerzen zu schaffen. Strahlt der Schmerz in Richtung der Augenwinkel aus und verschlimmert er sich beim Bücken, kann jedoch eine Stirnhöhlenentzündung die Ursache sein.

3 › Energiepunkt 16 und Mittelfinger gleichseitig halten

› **Strömanleitung:** Mit den Fingern der rechten Hand den linken Mittelfinger umschließen. Gleichzeitig mit Ringfinger und kleinem Finger der linken Hand Energiepunkt 16 halten. Dann wechseln: Mit den Fingern der linken Hand den rechten Mittelfinger umschließen. Gleichzeitig mit Ringfinger und kleinem Finger der rechten Hand Punkt 16 halten.
› **Kurzgriff:** Daumen halten

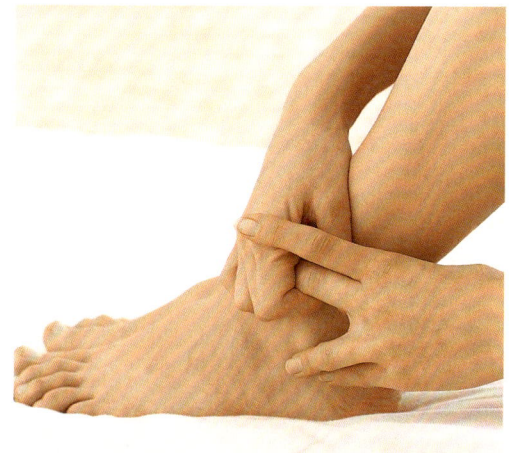

3 EP 16 und Mittelfinger halten

Kopfschmerz seitlich

Seitlicher Kopfschmerz kann mit einer Entzündung der Schläfen- oder Augenarterie zusammenhängen und kommt oft bei älteren Menschen vor.

4 › Energiepunkte 12 und 20 über Kreuz halten

› **Strömanleitung:** Die Finger der linken Hand auf linken Energiepunkt 12, die Finger der rechten Hand auf rechten Punkt 20 legen. Dann wechseln: Finger der rechten Hand auf rechten Punkt 12, Finger der linken Hand auf linken Punkt 20 legen.
› **Kurzgriff:** Mittelfinger halten

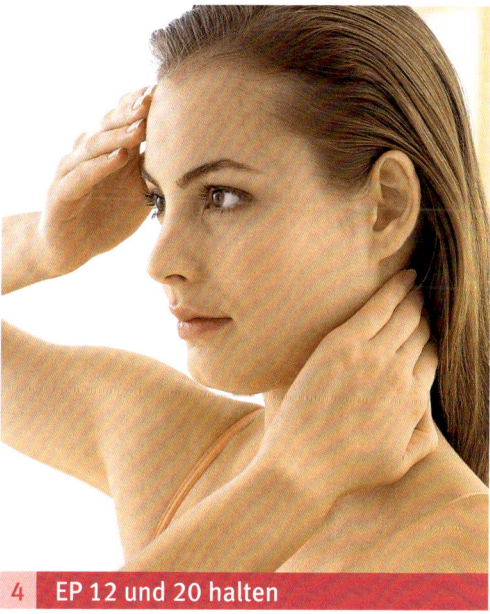

4 EP 12 und 20 halten

Krampfadern

Besonders Frauen leiden oftmals aufgrund von Bindegewebsschwäche und infolge von hormonellen Einflüssen während der Schwangerschaft unter Venenproblemen wie Krampfadern. Zusätzlich zu allen ärztlichen Maßnahmen sollten Sie sich täglich strömen.

1
› Energiepunkte 6 und 15 gleichseitig halten

› **Strömanleitung:** Die Fingerspitzen der linken Hand auf linken Energiepunkt 15. Gleichzeitig die Finger der rechten Hand auf linken Punkt 6 legen. Dann wechseln: Finger der rechten Hand auf rechten Punkt 15 legen, Finger der linken Hand auf rechten Punkt 6 legen.
› **Kurzgriff:** Erst die Mittelfinger, dann die kleinen Finger halten

Magenbeschwerden

Liegt kein ärztlicher Befund vor, sind es oft die Lebensumstände, die sich »auf den Magen schlagen« und »wie ein Stein im Magen liegen«. Man »frisst etwas in sich hinein« oder muss »Ärger hinunterschlucken«. Wem dauernd etwas gegen den Strich geht und wer das nicht bewusst bearbeitet, dem zeigt der Körper häufig über den Magen, dass er »sauer« ist.

Magenschmerzen

Reizungen, Entzündungen und Geschwüre, aber auch Ärger, Stress und Alkohol lassen den Magen schmerzen.

2
› Beide Energiepunkte 7 halten

› **Strömanleitung:** Mittelfinger der rechten Hand auf rechten Energiepunkt 7 legen. Mittelfinger der linken Hand auf linken

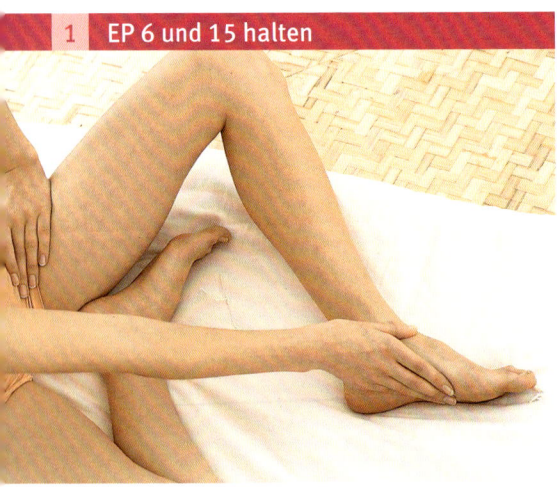
1 EP 6 und 15 halten

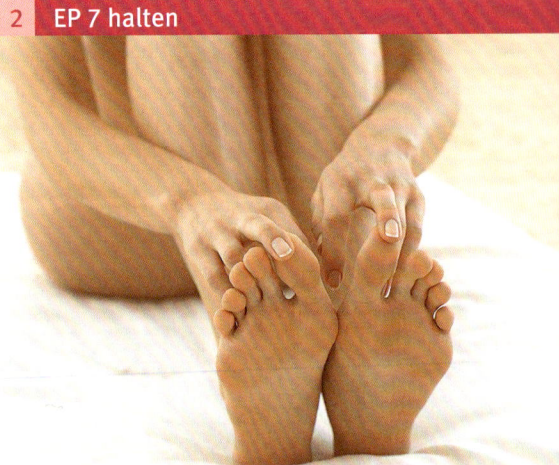
2 EP 7 halten

Punkt 7 legen. Dann wechseln: Mittelfinger der linken Hand auf rechten Punkt 7, Mittelfinger der rechten Hand auf linken Energiepunkt 7 legen.
› **Kurzgriff:** Daumen halten

Sodbrennen

Sodbrennen entsteht meist nach dem Essen, wenn zu viel Magensaft produziert wird. Bei chronischem Sodbrennen sollte man immer einen Arzt aufsuchen. Bei gelegentlichem Sodbrennen dagegen kann Jin Shin Jyutsu die Beschwerden lindern.

3 › Energiepunkte 21 und 22 über Kreuz halten

› **Strömanleitung:** Die Fingerspitzen der rechten Hand auf linken Energiepunkt 21 legen. Gleichzeitig Finger der linken Hand auf rechten Punkt 22 legen. Dann wechseln: Finger der linken Hand auf rechten Punkt 21, Finger der rechten Hand auf linken Punkt 22 legen.
› **Kurzgriff:** Daumen halten

Völlegefühl

Bei der Verdauung, zum Beispiel von Getreide, Hülsenfrüchten und manchen Gemüsesorten, können Gase entstehen, die den Bauch blähen. Oftmals wird dadurch ein unangenehmes Völlegefühl verursacht.

4 › Energiepunkte hohe 1 über Kreuz halten

› **Strömanleitung:** Die Fingerspitzen der rechten Hand auf linken Energiepunkt hohe 1 (genau eine Handbreit über Energiepunkt 1) legen. Gleichzeitig die Fingerspitzen der linken Hand auf rechten Punkt hohe 1 legen.
› **Kurzgriff:** Daumen halten

3 EP 21 und 22 halten

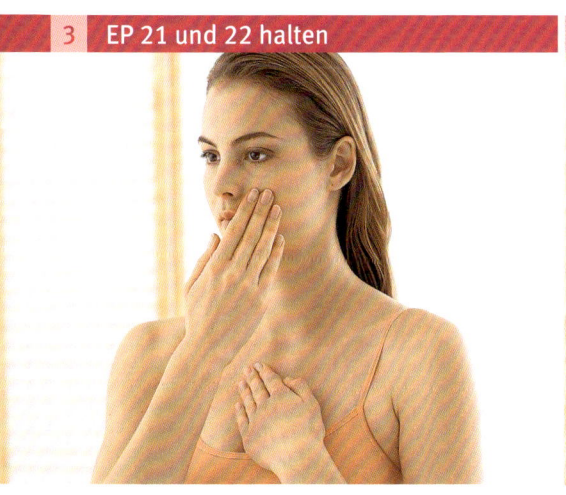

4 EP hohe 1 halten

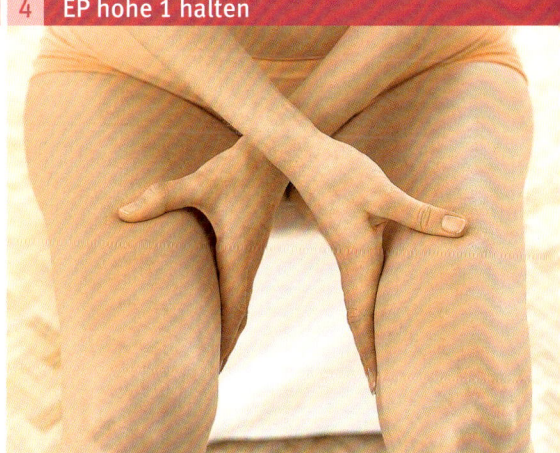

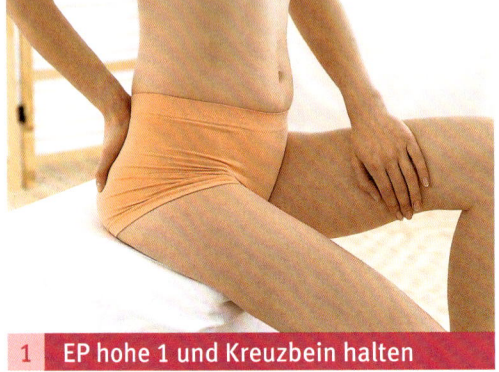

1 EP hohe 1 und Kreuzbein halten

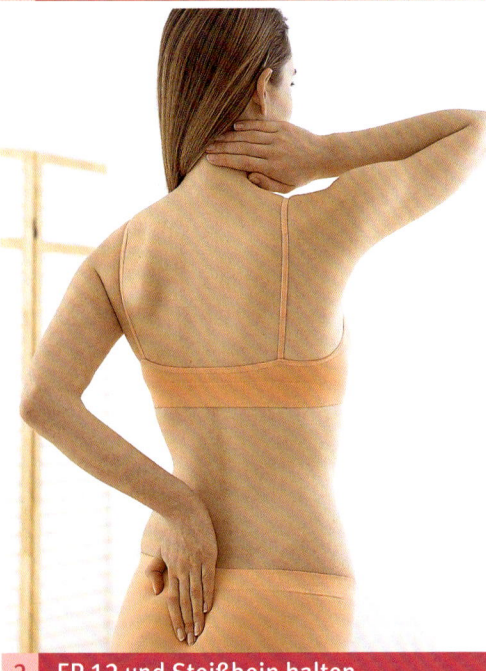

2 EP 12 und Steißbein halten

> **Strömanleitung:** Die Finger der rechten Hand auf die rechte Kreuzbeinhälfte legen. Gleichzeitig die Finger der linken Hand auf linken Energiepunkt hohe 1 legen (genau eine Handbreit über Punkt 1). Dann wechseln: Finger der linken Hand auf die linke Kreuzbeinhälfte, Finger der rechten Hand auf rechten Punkt hohe 1 legen.
> **Kurzgriff:** Die Handgelenke abwechselnd mit allen Fingern der jeweils anderen Hand umschließen.

Migräne

Hierbei handelt es sich meist um einen halbseitig auftretenden, anfallsartigen Kopfschmerz, der oft von Übelkeit, Erbrechen, Licht- und Geräuschempfindlichkeit, manchmal auch von Sehstörungen begleitet wird. Menschen mit Migräne sollten lernen, ehrlich »Nein« zu sagen und mutig neue Wege zu beschreiten. Was sie im Kopf nicht aushalten, sollten sie an seinen Platz zurückgeben. Strömen Sie immer bei den ersten Anzeichen eines Migräneanfalls.

2 > Energiepunkt 12 und Steißbein halten

> **Strömanleitung:** Die Fingerspitzen der rechten Hand auf rechten Energiepunkt 12 legen. Gleichzeitig die Finger der linken Hand auf das Steißbein legen. Dann wechseln: Finger der linken Hand auf linken Punkt 12, rechte Hand auf das Steißbein legen.
> **Kurzgriff:** Mittelfinger halten

Menstruationsbeschwerden

Krampfartige Schmerzen während der Periode können dadurch entstehen, dass nicht genügend Energie in den Unterleib fließt. Das Strömen gleicht diese Disharmonie wieder aus.

1 > Energiepunkt hohe 1 und Kreuzbein über Kreuz halten

Nackenbeschwerden

Fehlhaltungen oder verkehrte Bewegungen sind oftmals Ursache von Nackenbeschwerden. Aber auch Angst und Stress sitzen uns im Nacken. Oft hat der Betroffene zu wenig innere Flexibilität.

Nackenschmerzen

Die Schmerzen entstehen meist durch Muskelverspannungen und -verkrampfungen, oft auch durch Zugluft.

3
› Energiepunkte 4 und 12 über Kreuz halten

› **Strömanleitung:** Die Finger der rechten Hand auf rechten Energiepunkt 4 legen. Gleichzeitig die Finger der linken Hand auf linken Punkt 12 legen. Dann wechseln: Finger der linken Hand auf linken Punkt 4, Finger der rechten Hand auf rechten Punkt 12 legen.

› **Kurzgriff:** Zeigefinger halten

Nackenverspannungen

Die Überlastung der Nackenmuskulatur führt zu Verspannungen. Wärme, Gymnastik und Strömen entspannen die Muskeln.

4
› Energiepunkte 11 und 12 über Kreuz halten

› **Strömanleitung:** Die Finger der rechten Hand auf rechten Energiepunkt 12 legen. Gleichzeitig die Finger der linken Hand auf linken Punkt 11 legen. Dann wechseln: Finger der linken Hand auf linken Punkt 12, Finger der rechten Hand auf rechten Punkt 11 legen.

› **Kurzgriff:** Mittelfinger halten

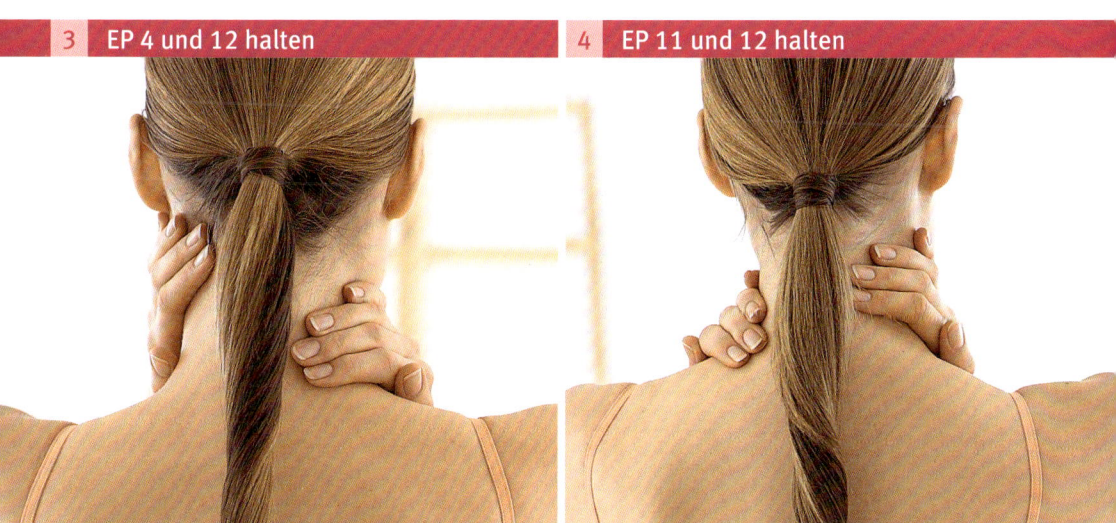

3 EP 4 und 12 halten **4** EP 11 und 12 halten

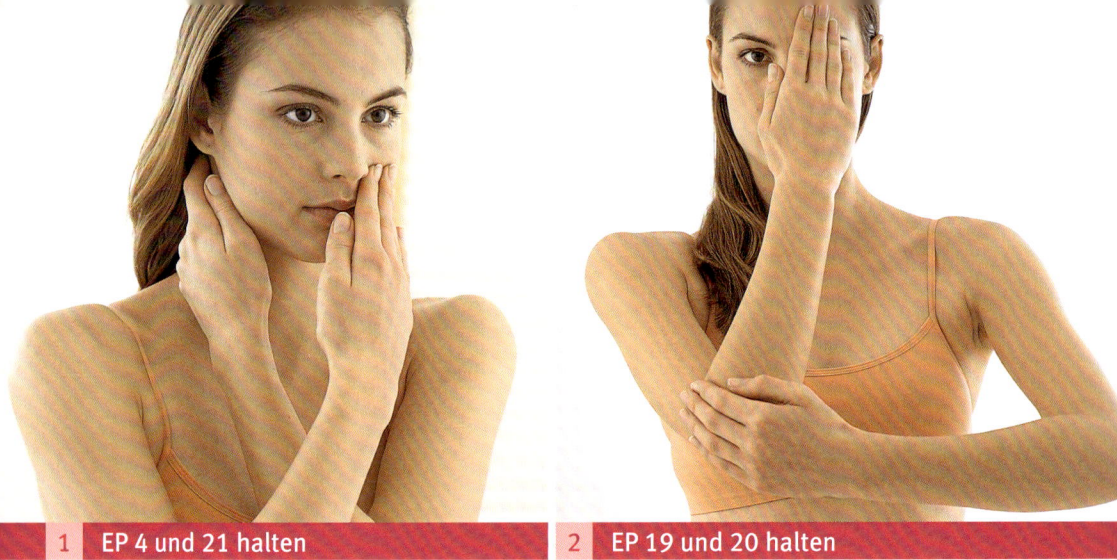

| 1 | EP 4 und 21 halten | 2 | EP 19 und 20 halten |

Nebenhöhlenbeschwerden

Wer chronische Nebenhöhlenentzündungen mit Jin Shin Jyutsu behandelt, sollte täglich strömen, auch wenn gerade keine Beschwerden vorliegen. Nebenhöhlentzündungen haben oft mit Konflikten zu tun: Man hat die Nase voll, muss sich Luft machen, hat ein Brett vor dem Kopf oder (bei Beschwerden der Kieferhöhlen) will seine Aggressionen leben und würde gerne einmal zubeißen.

1 › Energiepunkte 4 und 21 über Kreuz halten

› **Strömanleitung:** Die Finger der linken Hand auf rechten Energiepunkt 4 legen, gleichzeitig die Fingerspitzen der rechten Hand auf linken Punkt 21 legen. Dann wechseln: Finger der rechten Hand auf linken Punkt 4 legen, Finger der linken Hand auf rechten Punkt 21.

› **Kurzgriff:** Erst die Zeigefinger, dann die Daumen halten

Nervenschmerzen im Gesicht

Meist wird der quälende Schmerz im Bereich des Ober- und Unterkiefers durch Kau- und Sprechbewegungen oder leichte Berührungen ausgelöst. Ursache können vereiterte Zähne sein. Möglicherweise stören auch Narben im Kopfbereich den Energiefluss. Nervenschmerzen im Gesicht, auch die anfallsartigen, extrem starken Schmerzen der sogenannten Trigeminusneuralgie, lassen sich mit Jin Shin Jyutsu lindern.

2 › Energiepunkte 19 und 20 über Kreuz halten

› **Strömanleitung:** Die Fingerspitzen der rechten Hand auf linken Energiepunkt 20 legen. Gleichzeitig die Finger der linken Hand auf rechten Punkt 19 legen. Dann wechseln: Finger der linken Hand auf rechten Energiepunkt 20, Finger der rechten Hand auf linken Punkt 19 legen.

› **Kurzgriff:** Kleine Finger halten

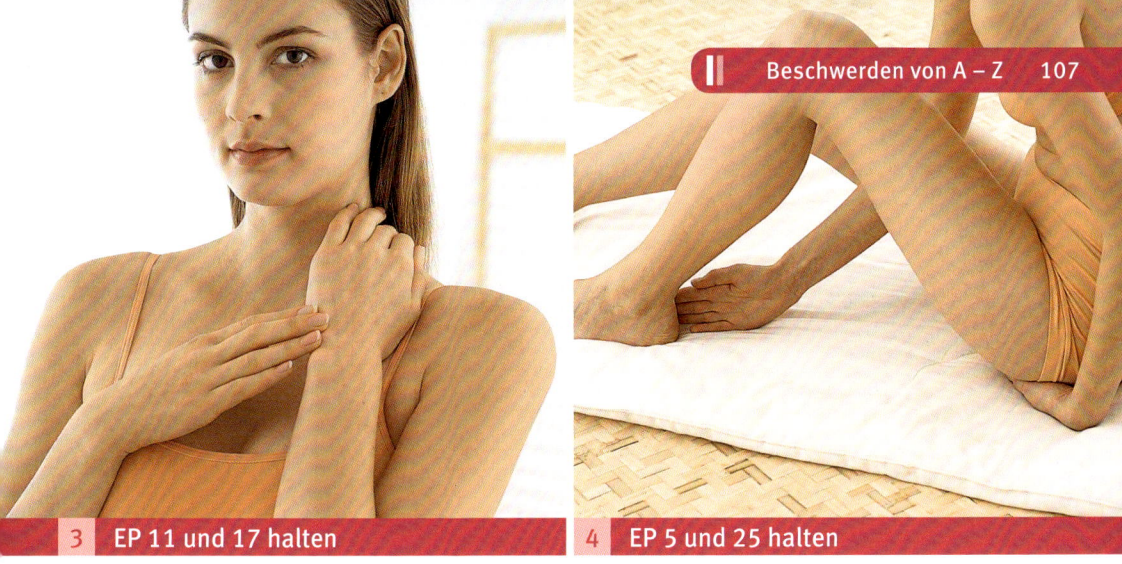

| 3 | EP 11 und 17 halten | 4 | EP 5 und 25 halten |

Niedergeschlagenheit

Es gibt immer wieder Ereignisse und Umstände im Leben, die uns bedrücken. Bei andauernder Traurigkeit, Antriebslosigkeit oder gar Apathie sollte man an Depression denken. Mit einem Therapeuten lässt sich herausfinden, was einen niederdrückt oder unterdrückt. Durch Strömen kann man die blockierte Lebensenergie wieder in Fluss bringen.

3
› Energiepunkte 11 und 17 gleichseitig halten

› **Strömanleitung:** Die Fingerspitzen der linken Hand leicht auf linken Energiepunkt 11 legen. Gleichzeitig die Fingerspitzen der rechten Hand auf linken Punkt 17 legen. Dann wechseln: Finger der rechten Hand auf rechten Punkt 11, Finger der linken Hand auf rechten Punkt 17 legen.
› **Kurzgriff:** Erst die Zeigefinger, dann die kleinen Finger halten

Nierenbeschwerden

Die Nieren produzieren Harn, über den Endprodukte des Stoffwechsels, aber auch Fremdsubstanzen wie etwa Medikamente und Umweltschadstoffe ausgeschieden werden. Das entgiftet den Körper. Harnwegsinfekte, Nierenbeckenentzündungen und Nierensteine sind die häufigsten Nierenprobleme. Auf psychischer Seite stehen sie oft für zwischenmenschliche Beziehungen, die einem »an die Nieren gehen«.

4
› Energiepunkte 5 und 25 gleichseitig halten

› **Strömanleitung:** Die Finger der rechten Hand auf linken Energiepunkt 5 legen. Gleichzeitig die Finger der linken Hand auf linken Punkt 25 legen. Dann wechseln: Die Finger der linken Hand auf rechten Punkt 5, Finger der rechten Hand auf rechten Punkt 25 legen.
› **Kurzgriff:** Zeigefinger halten

Ohrenbeschwerden

So vielfältig wie die Arten sind auch die Ursachen von Ohrenbeschwerden. Psychisch haben sie oft mit Gehorchen und Hörenwollen zu tun. »Man ist taub für etwas«, kann es nicht mehr hören, es fehlt die Bereitschaft, jemandem zuzuhören. Jin Shin Jyutsu hilft, diese Konflikte wieder in Ordnung zu bringen.

Ohrenschmerzen

Verletzungen, Entzündungen, ein Gehörgangsverschluss, aber auch Erkrankungen von Zähnen und Kiefer können Ohrenschmerzen bereiten.

1
› Hände über Kreuz auf das schmerzende Ohr legen

› **Strömanleitung:** Die ganze Fläche der rechten Hand mit etwas Abstand über das schmerzende Ohr halten. Gleichzeitig die linke Hand über Kreuz auf die rechte Hand legen.
› **Kurzgriff:** Kleine Finger halten

Mittelohrentzündung

Eine akute Mittelohrentzündung wird meist durch Bakterien verursacht. Oft entsteht sie durch einen aufsteigenden Infekt des Nasenrachenraums bei einer Erkältung. Zusätzlich zum Strömen schafft ein Zwiebelsäckchen Linderung.

2
› Energiepunkte 15 und 23 gleichseitig halten

› **Strömanleitung:** Die Finger der rechten Hand auf rechten Energiepunkt 23, die Finger der linken Hand auf rechten Punkt 15 legen. Dann wechseln: Finger der linken Hand auf linken Punkt 23, Finger der rechten Hand auf linken Punkt 15 legen.
› **Kurzgriff:** Zeigefinger halten

1 Hände auf das Ohr legen | **2** EP 15 und 23 halten

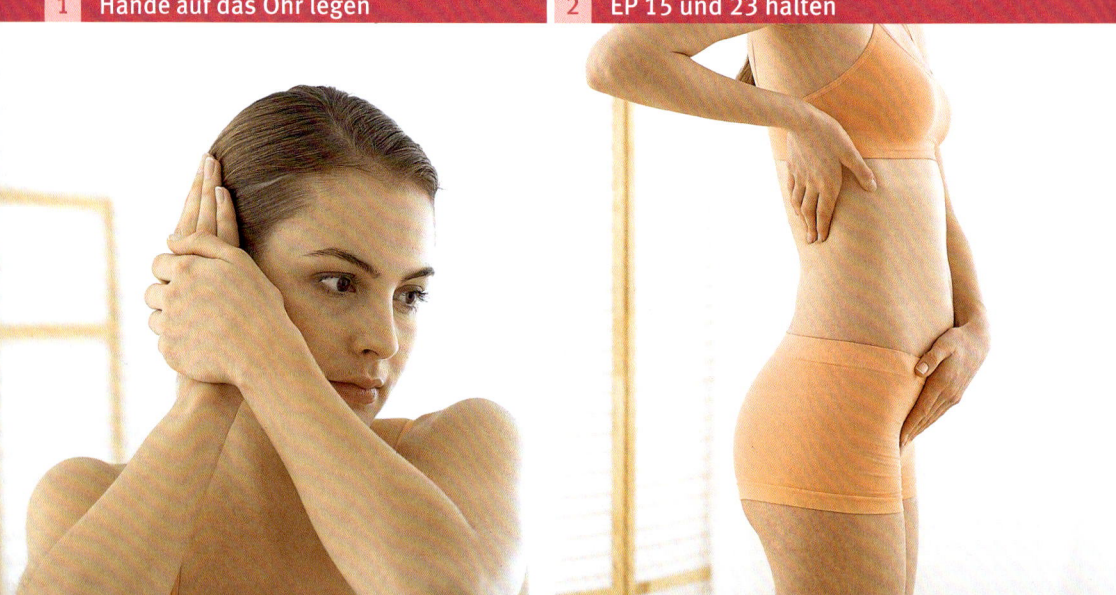

Ohrgeräusche

Das Rauschen, Sausen oder Pfeifen im Ohr ist auch unter dem Begriff Tinnitus bekannt. Es kann beispielsweise durch hohen Blutdruck, Halswirbelsäulenerkrankungen, Lärmschäden oder Stress ausgelöst werden. Eine Tinnituserkrankung ist oft langwierig und bietet schulmedizinisch nur begrenzte Behandlungsmöglichkeiten.

3 › Energiepunkte 5 und 16 gleichseitig halten

› **Strömanleitung:** Die Fingerspitzen der rechten Hand auf rechten Energiepunkt 16 legen. Gleichzeitig die Finger der linken Hand auf rechten Punkt 5 legen. Dann wechseln: Finger der linken Hand auf linken Punkt 16, Finger der rechten Hand auf linken Punkt 5 legen.
› **Kurzgriff:** Erst die Zeigefinger, dann die Daumen halten

Parodontose

Bei Parodontose geht allmählich das Zahnfleisch zurück, die Zähne haben nicht mehr genügend Halt. Das Zahnfleisch steht im psychischen Sinne für Urvertrauen und Selbstsicherheit. Mangelt es daran, ist es schwer möglich, aktiv mit Problemen umzugehen, »harte Nüsse zu knacken«.

4 › Energiepunkte 8 und 16 gleichseitig halten

› **Strömanleitung:** Die Finger der linken Hand auf linken Energiepunkt 16, gleichzeitig die Finger der rechten Hand auf linken Punkt 8 legen. Dann wechseln: Finger der rechten Hand auf rechten Punkt 16, Finger der linken Hand auf rechten Punkt 8 legen.
› **Kurzgriff:** Erst die Zeigefinger, dann die Daumen halten

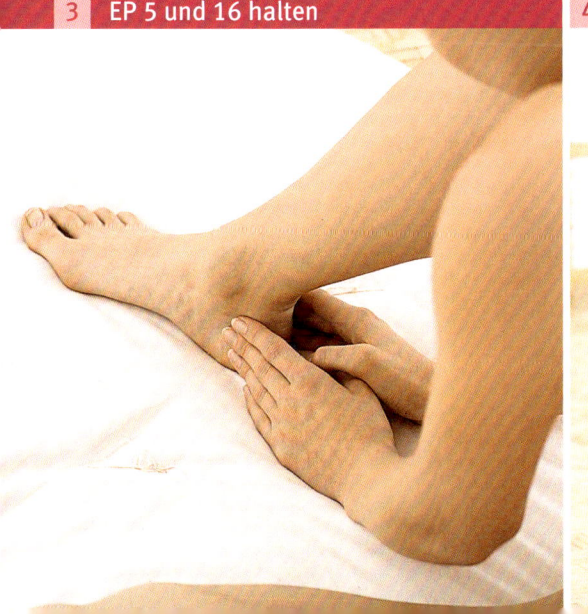

3 EP 5 und 16 halten

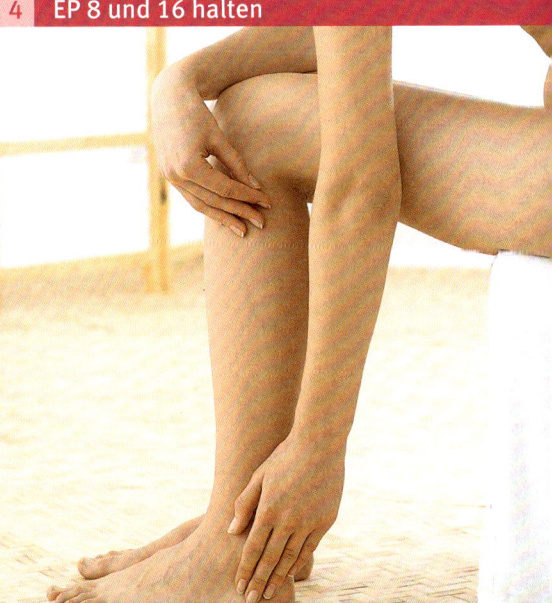

4 EP 8 und 16 halten

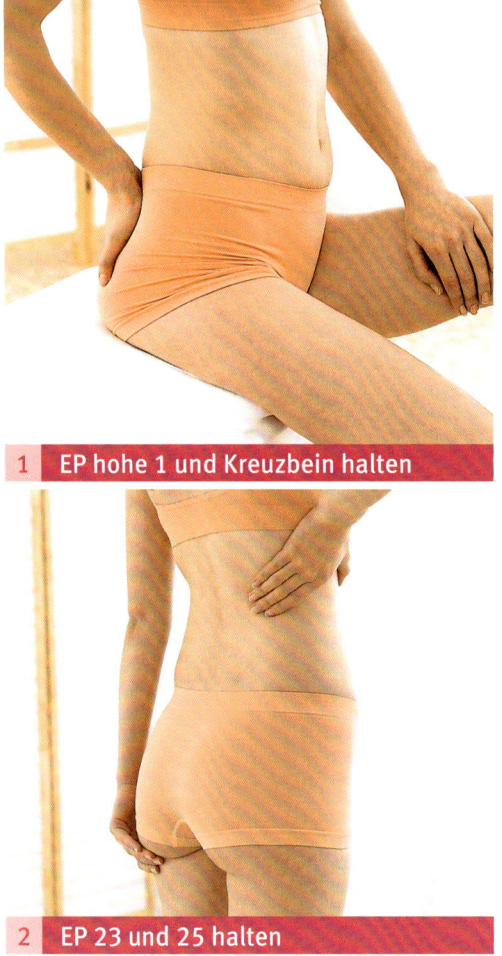

1 EP hohe 1 und Kreuzbein halten

2 EP 23 und 25 halten

Prämenstruelles Syndrom

Bei Stimmungsschwankungen, Reizbarkeit, Müdigkeit, Kopf- und Brustschmerz vor der Periode hilft diese Griffkombination:

1 › Energiepunkt hohe 1 und Kreuzbein über Kreuz halten

› **Strömanleitung:** Die Fingerspitzen der rechten Hand auf die rechte Kreuzbeinhälfte legen. Gleichzeitig die Fingerspitzen der linken Hand auf linken Energiepunkt hohe 1 (eine Handbreit über Punkt 1) legen. Dann wechseln: Finger der linken Hand auf linke Kreuzbeinhälfte, Finger der rechten Hand auf rechten Punkt hohe 1 legen.

› **Kurzgriff:** Mittelfinger halten

Rheumatische Beschwerden

Meist ist hier die chronisch entzündliche Erkrankung des Binde-, Stütz- und Muskelgewebes an den Gelenken gemeint. Viele Rheumatiker waren vor Ausbruch der Erkrankung sehr aktive und oft unruhige Menschen. Ihr Bewusstsein dagegen ist häufig weniger beweglich, geprägt von Perfektionismus und übermäßigem Helferwillen.

2 › Energiepunkte 23 und 25 über Kreuz halten

› **Strömanleitung:** Die Fingerspitzen der rechten Hand auf rechten Energiepunkt 23, die Finger der linken Hand auf linken Punkt 25 legen. Dann wechseln: Finger der linken Hand auf linken Punkt 23, Finger der rechten Hand auf rechten Punkt 25 legen.

› **Kurzgriff:** Erst die Zeigefinger, dann die Mittelfinger halten

Rückenbeschwerden

Stressbedingte Muskelverspannungen und Fehlbelastungen, etwa hervorgerufen durch ständiges Sitzen ohne sportlichen Ausgleich, sind oft die

Ursache. Probleme mit dem Rücken kann auch bekommen, wer unaufrichtig ist, wer »sich krumm legt« oder sich ständig überfordert.

Bandscheibenbeschwerden

Dauerhafte Fehlbelastung und Verspannungen können zu einem Bandscheibenvorfall führen. Auch psychischer Druck und ständige Überlastung wirken sich auf die Bandscheiben aus und führen dort unter Umständen zu Nervenbeschwerden. Der Druck »geht einem auf die Nerven«.

3
> Energiepunkte 11 und 15 gleichseitig halten

> **Strömanleitung:** Die Fingerspitzen der rechten Hand auf linken Energiepunkt 11, die Finger der linken Hand auf linken Punkt 15 legen. Dann wechseln: Finger der linken Hand auf rechten Punkt 11, Finger der rechten Hand auf rechten Punkt 15 legen.
> **Kurzgriff:** Erst die Zeigefinger, dann die kleinen Finger halten

Rückenschmerzen

Akute Rückenschmerzen treten meist als Hexenschuss auf. Chronische Rückenschmerzen entstehen in der Regel durch Abnutzung an der Wirbelsäule.

4
> Energiepunkte 1 und 2 über Kreuz halten

> **Strömanleitung:** Die Fingerspitzen der rechten Hand auf rechten Energiepunkt 1, die Finger der linken Hand auf linken Punkt 2 legen. Dann wechseln: Finger der linken Hand auf linken Punkt 1, Finger der rechten Hand auf rechten Punkt 2 legen.
> **Kurzgriff:** Ringfinger halten

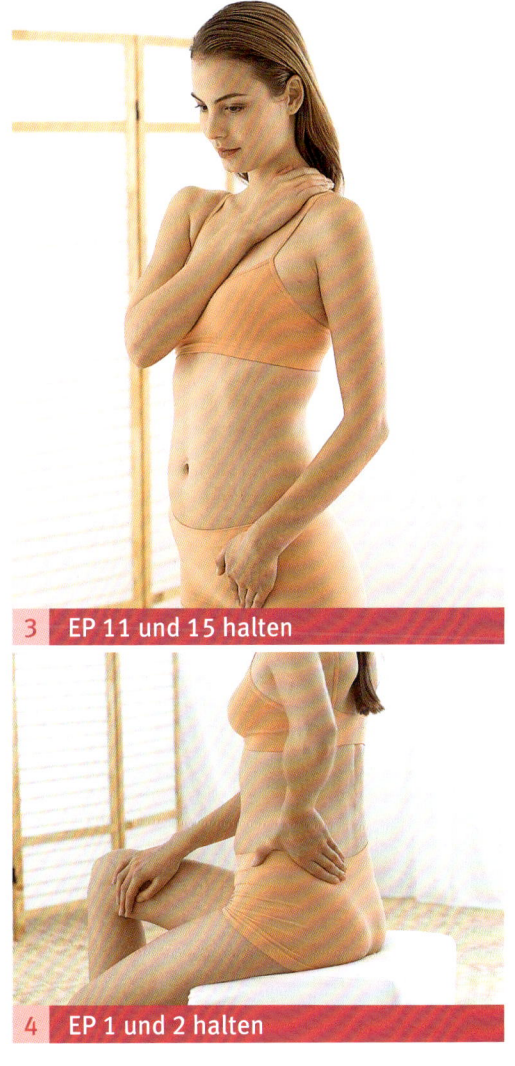

3 EP 11 und 15 halten

4 EP 1 und 2 halten

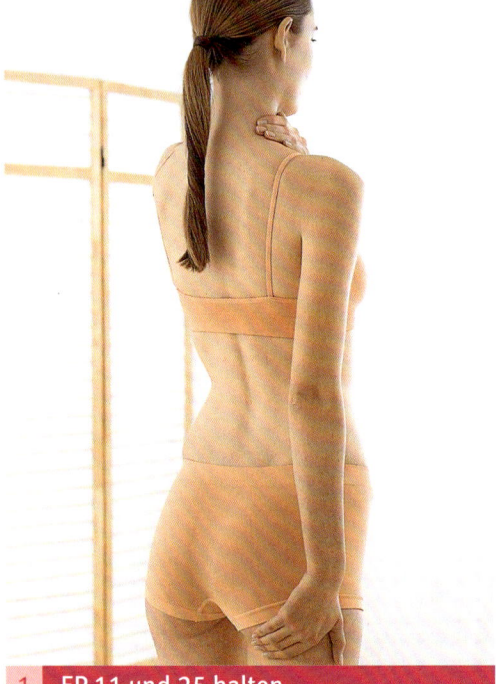

1 EP 11 und 25 halten

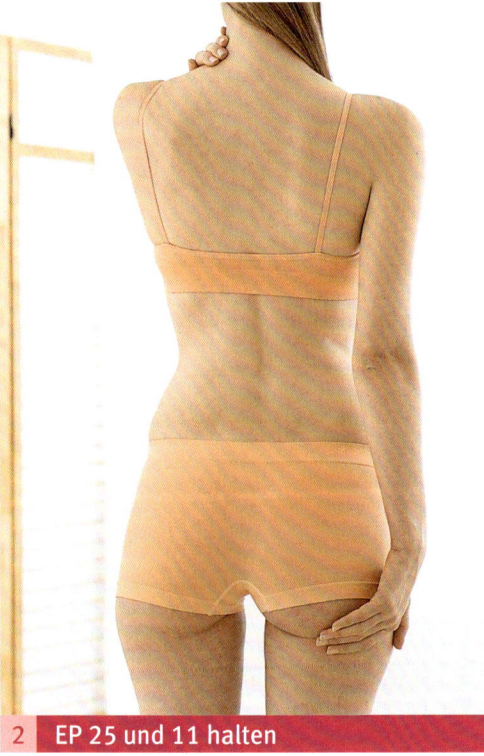

2 EP 25 und 11 halten

Verspannungen

Abgesehen von falscher Haltung führen auch einseitige Bewegungen, Fehl- oder Überbelastung und Verkühlung der Muskeln zu schmerzhaften Verspannungen.

1 › Energiepunkte 11 und 25 gleichseitig halten

› **Strömanleitung:** Die Finger der rechten Hand auf rechten Energiepunkt 25, die Finger der linken Hand auf rechten Punkt 11 legen. Dann wechseln: Finger der linken Hand auf linken Punkt 25, Finger der rechten Hand auf linken Punkt 11 legen.
› **Kurzgriff:** Erst die Zeigefinger, dann die Mittelfinger halten

Schlafstörungen

Gestörter Schlaf schränkt das Wohlbefinden und die Leistungsfähigkeit erheblich ein. Vor allem, wenn Schlafstörungen längere Zeit anhalten.

Einschlafstörungen

Schließen Sie den Tag möglichst ruhig und harmonisch ab und strömen Sie sich vor dem Einschlafen. Versuchen Sie aber auch herauszufinden, wer oder was Ihnen den Schlaf raubt.

2 › Energiepunkte 25 und 11 über Kreuz halten

› **Strömanleitung:** Die Finger der rechten Hand auf rechten Energiepunkt 25 legen. Gleichzeitig die Finger der linken Hand

auf linken Punkt 11 legen. Dann wechseln: Finger der linken Hand auf linken Punkt 25, Finger der rechten Hand auf rechten Punkt 11 legen.
› **Kurzgriff:** Daumen halten

Durchschlafstörungen

Zu frühes Aufwachen oder häufiges Wachwerden in der Nacht kann manchmal von hormonellen Störungen herrühren. Auch Probleme oder Stress lassen einen manchmal nicht durchschlafen. Die folgende Griffkombination können Sie leicht im Bett strömen, wenn Sie sich auf die Seite legen und die Beine zum Becken ziehen:

3 › Energiepunkte 16 und 8 gleichseitig halten

› **Strömanleitung:** Die Fingerspitzen der linken Hand auf linken Energiepunkt 16 legen. Gleichzeitig die Finger der rechten Hand auf linken Punkt 8 legen. Dann wechseln: Finger der linken Hand auf rechten Punkt 16, Finger der rechten Hand auf rechten Punkt 8 legen.
› **Kurzgriff:** Kleine Finger halten

Schnarchen

Durch die im Schlaf zurückgesunkene Zunge oder Flatterbewegungen des erschlafften Gaumensegels entsteht das lästige Schnarchgeräusch. Viele Schnarcher arbeiten nachts gegen Widerstände an, drücken Ungesagtes auf diese Art aus.

4 › Energiepunkte 14 und 19 über Kreuz halten

› **Strömanleitung:** Die Fingerspitzen der rechten Hand auf linken Energiepunkt 14 legen. Gleichzeitig die Finger der linken Hand auf rechten Punkt 19 legen. Dann wechseln: Finger der linken Hand auf rechten Punkt 14, Finger der rechten Hand auf linken Punkt 19 legen.
› **Kurzgriff:** Daumen halten

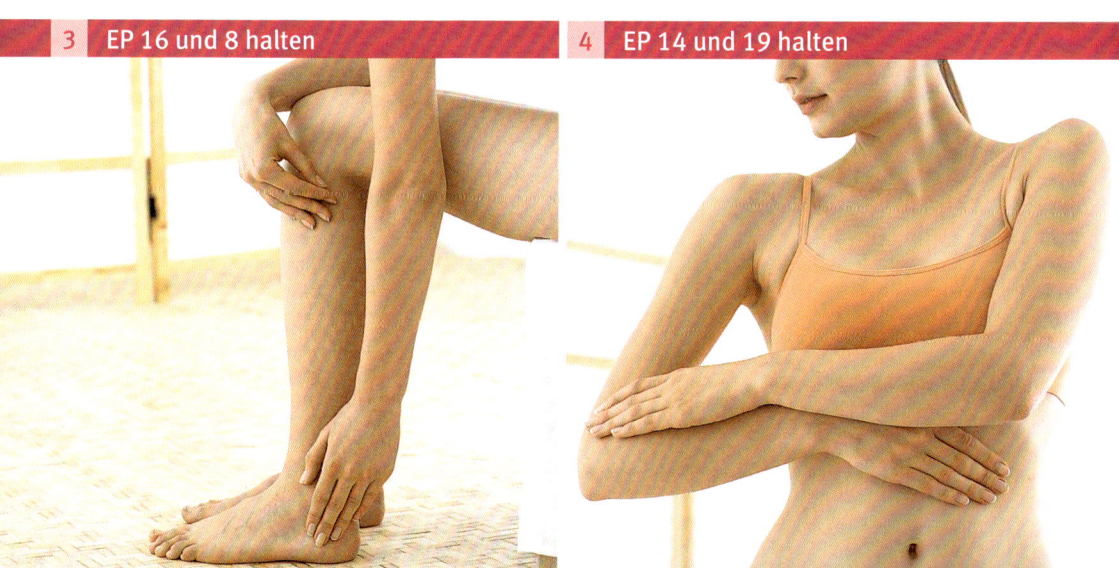

3 EP 16 und 8 halten

4 EP 14 und 19 halten

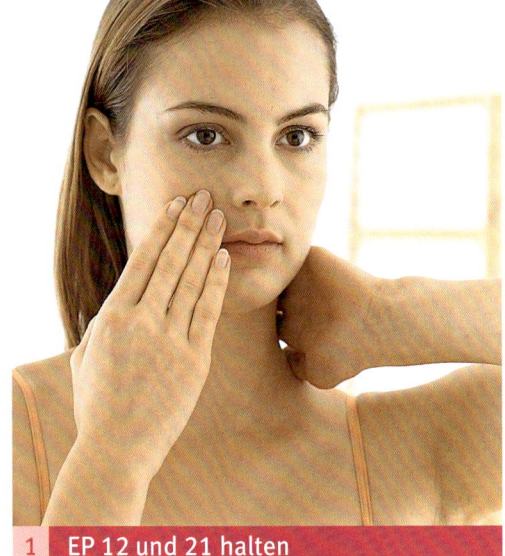

1 EP 12 und 21 halten

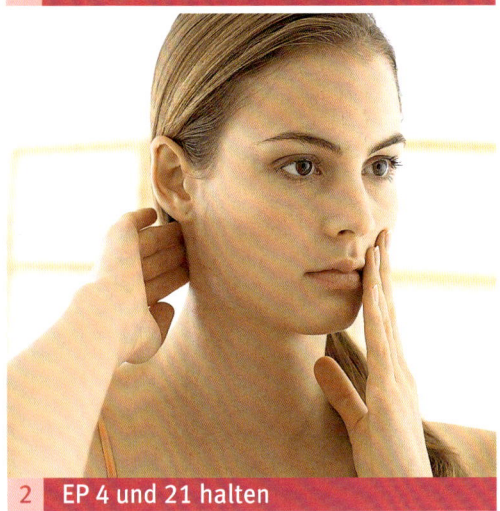

2 EP 4 und 21 halten

Schwindel

Schwindel kann zahlreiche organische Ursachen haben. Aber auch Stress und psychische Belastungen sind oft der Grund. Tritt Schwindel häufiger auf, sollte er unbedingt ärztlich abgeklärt werden. Setzen Sie sich zum Stromen der folgenden Griffkombination aufrecht hin und legen Sie nach Möglichkeit Ihre Beine hoch.

1 › Energiepunkte 12 und 21 über Kreuz halten

› **Strömanleitung:** Die Finger der linken Hand auf linken Energiepunkt 12, gleichzeitig die Finger der rechten Hand auf rechten Punkt 21 legen. Dann wechseln: Finger der rechten Hand auf rechten Punkt 12, Finger der linken Hand auf linken Punkt 21 legen.

› **Kurzgriff:** Erst die Daumen, dann die Zeigefinger halten

Übelkeit

Übelkeit ist oftmals Selbstschutz des Körpers. Er versucht damit, die Aufnahme von unverträglichen Lebensmitteln, Giften, Krankheitserregern, Alkohol oder Medikamenten zu stoppen, die schädlichen Substanzen reizen das Brechzentrum im Gehirn. In der Schwangerschaft kann dies auch durch Hormone erfolgen. Übelkeit kann auch mit Stress, Aufregung, Angst oder der Ablehnung einer Idee oder Erfahrung zu tun haben. Es »wird einem übel, wenn man nur daran denkt«.

2 › Energiepunkte 4 und 21 über Kreuz halten

› **Strömanleitung:** Die Finger der linken Hand auf linken Energiepunkt 21, die Finger der rechten Hand auf rechten Punkt 4 legen. Dann wechseln: Finger der rechten Hand auf rechten Punkt 21, Finger der linken Hand auf linken Punkt 4 legen.

› **Kurzgriff:** Mittelfinger halten.

Verstopfung

Darmträgheit oder Verstopfung entsteht manchmal durch Medikamente, meistens jedoch durch ballaststoffarme Ernährung und Bewegungsmangel. Viel Obst, Gemüse und Vollkörniges, ein bewegter Alltag und Jin Shin Jyutsu bringen die Verdauung wieder in Schwung.

3
› Energiepunkte 2 und 15 gleichseitig halten

› **Strömanleitung:** Die Fingerspitzen der rechten Hand auf linken Energiepunkt 2 legen. Gleichzeitig die Finger der linken Hand auf linken Punkt 15 legen. Dann wechseln: Finger der linken Hand auf rechten Punkt 2 legen, Finger der rechten Hand auf rechten Punkt 15 legen.
› **Kurzgriff:** Kleine Finger halten

Wadenkrämpfe

Bei einem Wadenkrampf verhärten sich die Wadenmuskeln, und der Unterschenkel lässt sich kaum noch bewegen. Hauptursachen sind Störungen im Flüssigkeits- und Mineralstoffhaushalt. Viel trinken, Kalium und Magnesium zuführen – und im Akutfall: strömen.

4
› Energiepunkte 8 und 15 gleichseitig halten

› **Strömanleitung:** Die Fingerspitzen der linken Hand auf linken Energiepunkt 8 legen. Gleichzeitig die Finger der rechten Hand auf linken Punkt 15 legen. Dann wechseln: Finger der rechten Hand auf rechten Punkt 8 legen, Finger der linken Hand auf rechten Punkt 15 legen.
› **Kurzgriff:** Erst die Zeigefinger, dann die kleinen Finger halten

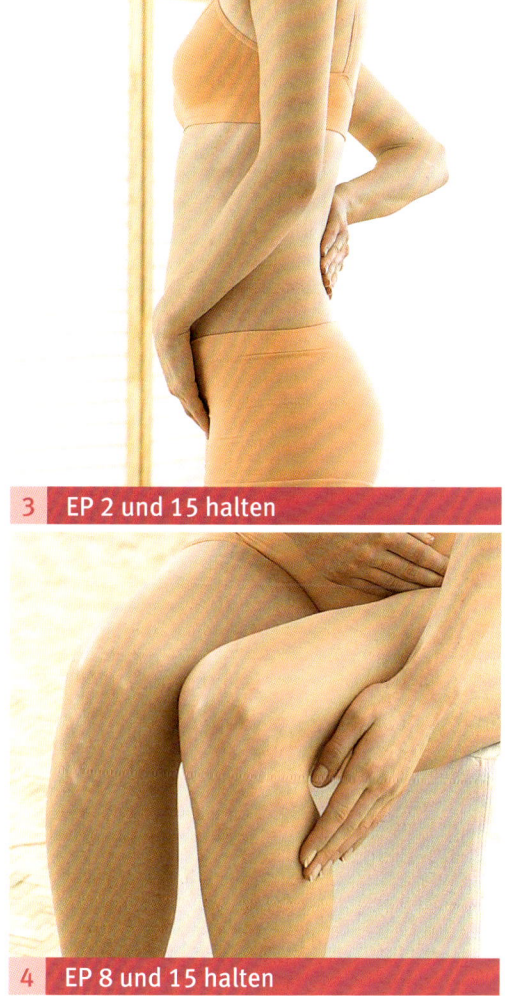

3 EP 2 und 15 halten

4 EP 8 und 15 halten

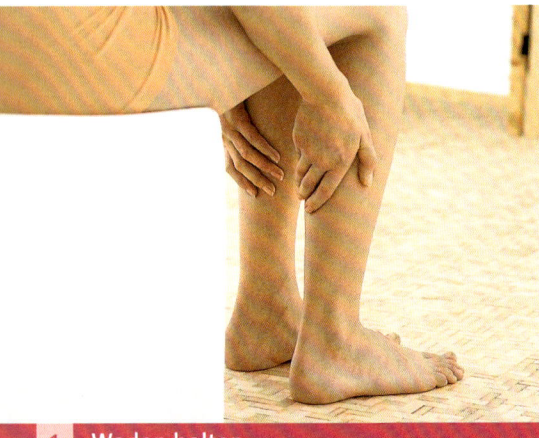

1 Waden halten

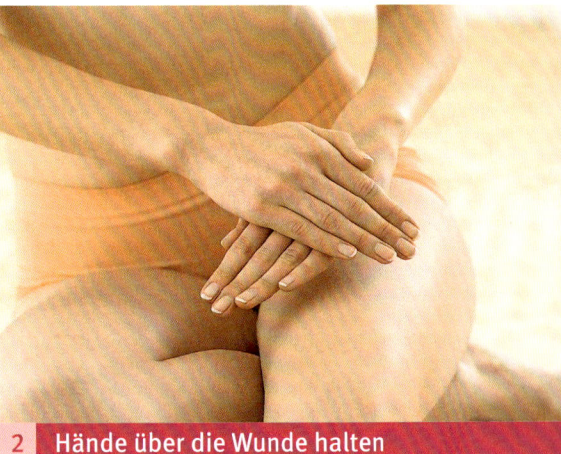

2 Hände über die Wunde halten

Wunden

Neben allen medizinischen Maßnahmen kann man die Regeneration der Haut durch Jin Shin Jyutsu unterstützen.

Schlecht heilende Wunden

Wenn Wunden nicht heilen wollen, muss man an Grunderkrankungen denken, die den Heilprozess verhindern, etwa Diabetes oder Durchblutungsstörungen. Hier ist ärztliche Versorgung nötig. Strömen Sie zusätzlich folgende Punkte, die sich auch bei Schürf-, Platz- und Brandwunden sowie bei wunder Haut bewährt haben.

1 › Beide Waden halten

› **Strömanleitung:** Die rechte Hand vollständig auf die rechte Wade legen. Gleichzeitig die linke Hand vollständig auf die linke Wade legen. Dann wechseln: Die rechte Hand vollständig auf die linke Wade legen. Gleichzeitig die linke Hand vollständig auf die rechte Wade legen.

› **Kurzgriff:** Daumen halten

Eiternde Wunden

Selbst nach Bagatellverletzungen, etwa kleinen Schnitt- oder Schürfwunden, kann es zu einer eitrigen Infektion kommen. Eiter ist auch Begleiterscheinung eines Abszesses oder Furunkels. Das Überkreuzhalten der Hände über die Wunde unterstützt das Herausziehen des Eiters

2 › Hände über Kreuz über die Wunde halten

› **Strömanleitung:** Die gesamte linke Hand etwa zwei Zentimeter über die Wunde halten. Gleichzeitig die rechte Hand über Kreuz direkt auf die linke Hand legen.

› **Kurzgriff:** Daumen halten

Zahnbeschwerden

Der Besuch beim Zahnarzt ist natürlich unumgänglich, Unterstützung durch Jin Shin Jyutsu jedoch immer hilfreich.

Zähneknirschen

Nächtliches Knirschen mit den Zähnen tritt häufig bei Stress sowie bei unausgelebten Aggressionen auf. Fragen Sie sich, wo Sie bei Tage gerne einmal »zubeißen« möchten, und strömen Sie sich vor dem Einschlafen regelmäßig die folgende Griffkombination:

3
› Energiepunkte 21 und 22 gleichseitig halten

› **Strömanleitung:** Die Fingerspitzen der rechten Hand auf linken Energiepunkt 21 legen. Gleichzeitig die Finger der linken Hand auf linken Punkt 22 legen. Dann wechseln: Finger der linken Hand auf rechten Punkt 21, Finger der rechten Hand auf rechten Punkt 22 legen.
› **Kurzgriff:** Erst die Daumen, dann die Mittelfinger halten.

Zahnschmerzen

Häufige Auslöser von Zahnschmerzen sind neben unbehandeltem Kariesbefall der Zähne Entzündungen an den Zahnwurzeln und Kieferknochen. Diese Griffkombination hilft auch, wenn Wunden von gezogenen Zähnen schmerzen.

4
› Energiepunkt 22 und betreffende Zahnstelle gleichseitig halten

› **Strömanleitung:** Bei Zahnproblemen auf der rechten Körperseite: Die Fingerspitzen der rechten Hand auf die schmerzende Stelle legen. Gleichzeitig die Finger der linken Hand auf rechten Energiepunkt 22 legen. Bei Zahnproblemen auf der linken Körperseite: Die Fingerspitzen der linken Hand auf die schmerzende Stelle legen. Gleichzeitig die Finger der rechten Hand auf linken Punkt 22 legen.
› **Kurzgriff:** Daumen halten

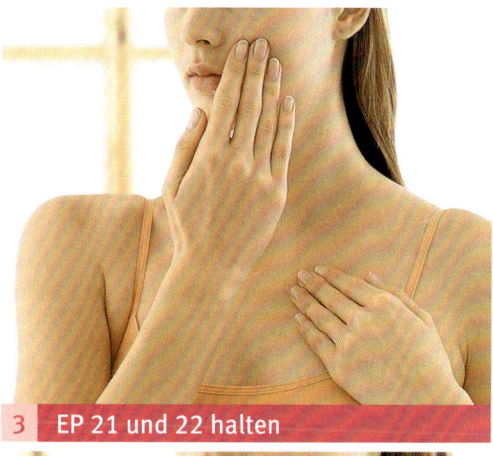
3 EP 21 und 22 halten

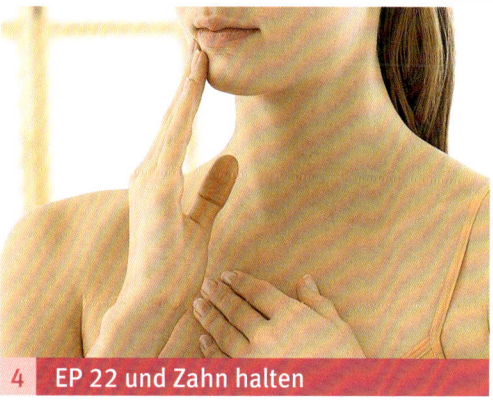
4 EP 22 und Zahn halten

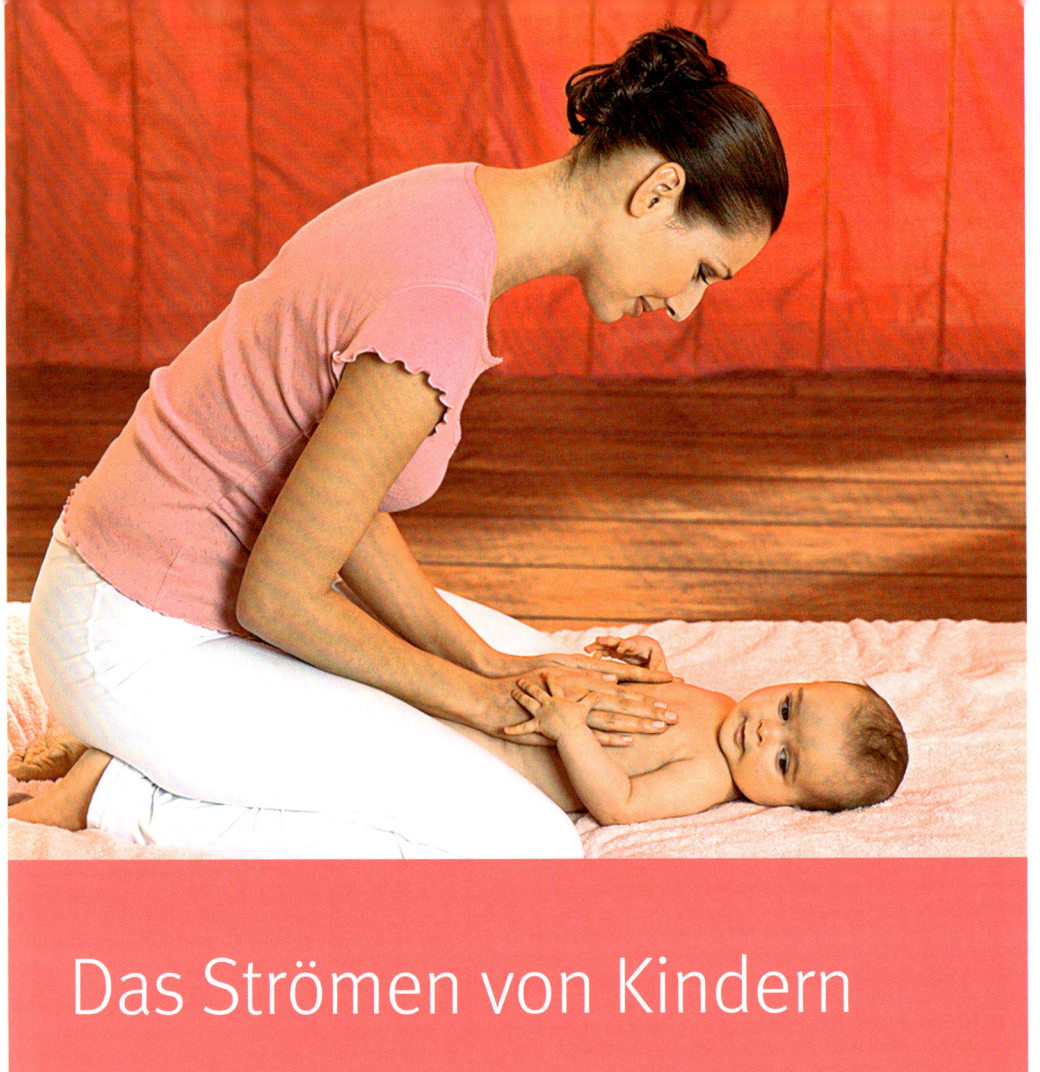

Das Strömen von Kindern

Jin Shin Jyutsu ermöglicht es Eltern kranker Kinder, nicht untätig an der Bettkante zu sitzen, sondern die Beschwerden aktiv durch das Strömen entsprechender Energiepunkte zu lindern. Dabei schenken sie ihren Kindern auch Zeit, Zuneigung und Trost und stärken die Eltern-Kind-Bindung. Die sanften Berührungen werden gerade von kranken Kindern gut angenommen und zeigen oft schnelle Erfolge. Jin Shin Jyutsu lässt sich zusätzlich zu jeder ärztlichen Maßnahme anwenden und hat keine Nebenwirkungen.

Linderung leicht gemacht

Lassen Sie den kleinen Patienten entscheiden, ob er sich lieber im Sitzen oder Liegen strömen lassen möchte. Auch derjenige, der strömt, sollte sich eine bequeme Position suchen, bei der er gut die Energiepunkte erreicht und sich nicht verspannt. Legen Sie dann die Hände sanft auf die angegebenen Energiepunkte und strömen Sie jede Griff-Kombination fünf bis zehn Minuten. Strömen Sie ruhig mehrmals täglich, sodass Sie insgesamt auf etwa eine halbe Stunde kommen. Sie können Kinder auch strömen, während sie schlafen, lesen oder fernsehen.

Regen Sie Ihr Kind dazu an, sich mithilfe des Kurzgriffs selbst zu strömen. So lernt es auf Dauer seinen Körper besser kennen und seine Gesundheit in die eigenen Hände zu nehmen. Und es gewinnt Vertrauen in die eigene Kraft. Gerade Kinder wissen oft sehr genau, welche Körperstelle Hilfe benötigt und legen ihre Hand intuitiv dorthin. Sich selbst und andere strömen kann jeder – ohne Vorkenntnisse. Lassen Sie also auch mal Geschwister oder Großeltern den kleinen Patienten be-hand-eln.

TIPP: Die Mittellinie für Kinder
Die Mittellinie, auch Hauptzentralstrom genannt (Seite 74), bringt Ordnung und Harmonie und ist deshalb für kranke Kinder immer empfehlenswert.

GU-ERFOLGSTIPP
EIN NATÜRLICHES ANTIBIOTIKUM

Das Strömen der Energiepunkte 3 aktiviert das körpereigene Antibiotikum, es stärkt die Immunabwehr und senkt Fieber. Deshalb ist das Halten dieser Energiepunkte für bakterielle Infekte wie auch für Virus-Infektionen gleichermaßen angesagt, vor allem dann, wenn die Krankheit mit Fieber einhergeht. Die Energiepunkte 3 befinden sich an den zur Wirbelsäule zeigenden oberen Ecken des jeweiligen Schulterblattes (Seite 50). Besonders effektiv ist es, wenn Sie mit dem Strömen bereits beim ersten Unwohlsein beginnen. Immer wird der Krankheitsverlauf dadurch positiv beeinflusst und so manches Mal lässt sich dadurch der Ausbruch der Krankheit sogar verhindern.

Kinderbeschwerden von A-Z

Die Lage der Strömpunkte finden Sie auf den Abbildungen Seite 46/47. Werden zwei verschiedene Energiepunkte gleichzeitig gehalten, strömen Sie immer auch die gegenüberliegenden Energiepunkte auf der anderen Körperseite.

> **Aggressionen**
> Beide Mittelfinger halten.

> **Allergien**
> Gegenüberliegende Energiepunkte hohe 19 gleichzeitig halten.
> **Kurzgriff: Daumen halten**

> **Ängste**
> Energiepunkte 5 gleichzeitig halten.
> **Kurzgriff: Zeigefinger halten**

> **Asthma**
> Energiepunkte 26 gleichzeitig halten.
> **Kurzgriff: Ringfinger halten**

> **Bauchschmerzen**
> Gegenüberliegende Energiepunkte 14 und 1 gleichzeitig halten.
> **Kurzgriff: Ringfinger halten**

> **Bettnässen**
> Energiepunkte 12 und 25 jeweils auf der gleichen Körperseite gleichzeitig halten.
> **Kurzgriff: Zeigefinger halten**

> **Einschlafstörungen**
> Energiepunkte 18 gleichzeitig halten.
> **Kurzgriff: Daumen halten**

> **Erkältung**
> Gegenüberliegende Energiepunkte 11 und 13 gleichzeitig halten.
> **Kurzgriff: Mittelfinger halten**

> **Essstörungen**
> Energiepunkte 13 und 1 jeweils auf der gleichen Körperseite gleichzeitig halten.
> **Kurzgriff: Mittelfinger halten**

> **Fieber**
> Energiepunkt 3 halten und alle Finger auf der gleichen Körperseite nacheinander strömen.

> **Gehirnerschütterung**
> Gegenüberliegende Energiepunkte 12 und 21 gleichzeitig halten.
> **Kurzgriff: Zeigefinger halten**

> **Hautprobleme – auch bei Kinderkrankheiten und Sonnenbrand**
> Linke Hand auf die rechte Wade, rechte Hand auf die linke Wade legen.

> **Husten, insbesondere Keuchhusten**
> Energiepunkte 22 und 14 jeweils auf der gleichen Körperseite gleichzeitig halten.
> **Kurzgriff: Ringfinger halten**

- **Hyperaktivität und Aufmerksamkeitsstörungen**
  Gegenüberliegende Energiepunkte 23 und 25 gleichzeitig halten.
  Kurzgriff: Daumen halten

- **Impfen**
  Rechten Punkt 5 und Steißbein, dann linken Punkt 5 und Steißbein halten.

- **Kinderkrankheiten, z.B. Mumps, Masern, Röteln, Windpocken, Scharlach**
  Energiepunkte 3 gleichzeitig halten.
  Kurzgriff: Mittelfinger halten

- **Knochenbrüche**
  Hände nebeneinander auf die Bruchstelle legen.

- **Lernschwierigkeiten, Konzentrationsprobleme, Entwicklungsverzögerung**
  Energiepunkte 4 gleichzeitig halten.
  Kurzgriff: Daumen halten

- **Magen-Darm-Infektionen und Übelkeit – auch Reiseübelkeit**
  Energiepunkte 1 gleichzeitig halten.
  Kurzgriff: Daumen halten

- **Nasenbluten**
  Energiepunkte 4 gleichzeitig halten.
  Kurzgriff: Ringfinger halten

- **Neurodermitis**
  Energiepunkte 14 und 22 auf der gleichen Körperseite gleichzeitig halten.
  Kurzgriff: Ringfinger halten

- **Notfälle wie Atemnot, Blutungen, Krämpfe, Verbrennungen und Verschlucken**
  siehe Griffkombinationen im Folder.

- **Probleme in Babys ersten Lebenswochen, etwa bei Unruhe oder um in den Rhythmus zu kommen**
  Energiepunkte 4 gleichzeitig halten.
  Kurzgriff: Ringfinger halten

- **Schlafprobleme**
  Energiepunkte 1 gleichzeitig halten.
  Kurzgriff: Daumen halten

- **Schnupfen, auch Nebenhöhlen**
  Energiepunkte 21 gleichzeitig halten.
  Kurzgriff: Daumen halten

- **Schulkopfschmerz**
  Energiepunkt 16 und den Mittelfinger der gleichen Seite gleichzeitig halten.
  Kurzgriff: Daumen halten

- **Zeckenbiss, Borreliose**
  Energiepunkte 23 gleichzeitig halten.
  Kurzgriff: kleinen Finger halten

Bücher, die weiterhelfen

Burmeister, Alice; Monte, Tom: **Heilende Berührung.** Knaur MensSana

Burmeister, Mary: **Einführung in Jin Shin Jyutsu IST. Erstes Buch.** Raphael Verlag

Burmeister, Mary: **Einführung in Jin Shin Jyutsu IST. Zweites Buch.** Raphael Verlag

Burmeister, Mary: **Einführung in Jin Shin Jyutsu IST. Drittes Buch.** Raphael Verlag

Burmeister, Mary: **Spaß mit glücklichen Händen.** Raphael Verlag

Christiansen, Andrea: **Mudras.** Südwest Verlag

Dahlke, Rüdiger: **Krankheit als Symbol.** Bertelsmann Verlag

Dahlke, Rüdiger: **Krankheit als Sprache der Seele.** Goldmann Verlag

Hay, Louise L.: **Heile deinen Körper.** Kamphausen Verlag

Hay, Louise L; Renner, Viktoria; Hörner, Karl F.: **Gesundheit für Körper und Seele,** Ullstein Verlag

Kelder, Peter: **Die fünf Tibeter.** Integral/Scherz Verlag

Pflueger, Lynne; Wenninger, Michael: **What Mary says ...** Raphael Verlag

Röcker, Anna Elisabeth: **Das Geheimnis der Selbstheilungskräfte.** Goldmann Verlag

BÜCHER AUS DEM GRÄFE UND UNZER VERLAG

Cheung, Awai: **Die Qi-Formel: Die fünf Geheimnisse der inneren Zufriedenheit**

Grasberger, Dr. med. Delia: **Autogenes Training** (Übungsbuch mit CD)

Heepen, Günther H.: **Schüßler-Salze** (der große GU Ratgeber) und **Schüßler-Salze typgerecht**

Hemm, Dagmar; Noll, Andreas: **Die Organuhr**

Langen, Prof. Dr. med. Dietrich: **Autogenes Training**

Li, Christine: **Chinesische Medizin für den Alltag**

Rother, Gabriele; Rother, Robert: **EFT Klopf-Akupressur**

Schmidt, Sigrid: **Bach-Blüten für innere Harmonie**

Schutt, Karin: **Massagen**

Wagner, Dr. Franz: **Akupressur** und **Reflexzonen-Massage**

Wiesenauer, Dr. med. Markus: **Entschlacken mit Homöopathie**

Wiesenauer, Dr. med. Markus; Kerckhoff, Annette: **Homöopathie für die Seele**

Adressen und Links, die weiterhelfen

Jin Shin Jyutsu Büro Europa

Klaus-Rainer Boesch
Quirinstraße 30
53129 Bonn
www.jinshinjyutsu.de

Hier bekommen Sie neben weiterführender Literatur alle Informationen über Jin Shin Jyutsu-Aktivitäten in Europa, Selbsthilfekurse, Aus- und Weiterbildung von Therapeuten. Über diese Adresse können Sie auch telefonisch, per Post oder E-Mail eine Liste von Jin Shin Jyutsu-Therapeuten in Ihrer Nähe anfordern.

Jin Shin Jyutsu, Inc.

8719 E. San Alberto
Scottsdale, AZ 85258, USA
www.jsjinc.net

In Scottsdale ist die Jin Shin Jyutsu-Zentrale. Hier gibt es Informationen über alle amerikanischen und weltweiten Jin Shin Jyutsu-Aktivitäten.

Internet-Links

www.massagepraxis-kessler.de
Homepage der Autorin dieses Buches, Nicola Kessler, mit Wissenswertem zum Thema Jin Shin Jyutsu sowie Seminarangeboten.

www.stroem-forum.de
Jin Shin Jyutsu zum Anklicken für Interessierte und Anwender. Ein Forum, um Erfahrungen auszutauschen, Fragen zu Jin Shin Jyutsu zu stellen, Ström-, Veranstaltungs- und Buchtipps zu bekommen.

www.seminare-roggendorf.de
Hier gibt es Veröffentlichungen von Christoph Roggendorf (siehe Seite 27) über Jin Shin Jyutsu:
> Akupunktur und Jin Shin Jyutsu – zwei fernöstliche Heilmethoden im literarischen Vergleich. Dissertation, Bonn 2000
> Erfahrungen mit Jin Shin Jyutsu in der Praxis, Bonn 2008

www.infrarotanalytik.eu
Forschungsergebnisse zur Heilkraft der Hände sowie zur Infrarotanalytik.

ÖSTERREICH

Jin Shin Jyutsu Österreich

Unterbach 148
A-6863 Egg
www.jsj.at

Sie erfahren viel Wissenswertes und finden Adressen von Jin Shin Jyutsu-Therapeuten in Österreich. Außerdem werden Sie über Aktivitäten in den einzelnen Bundesländern informiert und erhalten Literaturempfehlungen sowie allgemeine Informationen. Sie können dort auch Erfahrungsberichte nachlesen.

SCHWEIZ

http://www.gesund.ch
Adressenverzeichnis von Therapeuten nach PLZ mit allen angewandten Heilmethoden.

Register

A

Aggressionen 89, 106, 117, 120
Allergien 41, 54, 80, 120
Angst/Ängste 39 f., 52, 58, 63, 69, 70, 120
Antibiotikum, körpereigenes/natürliches 119
Appetitlosigkeit 87, 90
Appetit, übermäßiger 60, 88
Ärger 37, 41, 74, 102
Armbeschwerden 41, 56, 58, 66, 75
Arthritis 63, 70, 91
Arthrose 91
Asthma 54, 56, 120
Atmen/Atmung 36, 41, 42, 48, 49, 50, 75, Folder
Augenbeschwerden 51, 61, 67, 68, 80
Aufmerksamkeitsstörung 120

B

Baby bei Unruhe 120
Ballenbeschwerden 81
Bänderprobleme 99
Bandscheibenbeschwerden/-vorfall 53, 111
Bauchprobleme/-schmerzen 48, 61, 62, 70,120
Bauchspeicheldrüse 52, 58, 61
Becken 49, 50, 55
Beine, schwere 41, 49, 56, 81, 84
Benommenheit 54, 68
Bettnässen 120
Blähungen 40, 48, 61, 64, 82, 89

Blasenentzündung 40, 82,
Blasenschwäche 83
Blasen-Nieren-Energie 40
Blockaden
- auflösen 13 f., 24, 26 f.
- Entstehung von 9, 17 f.
Blut/Blutdruckprobleme 40, 42, 49, 56, 57, 70, 72
Blutung offener Wunden s. Folder
Bronchien/Bronchitis 41, 84
Brust 54, 66
Brustkorb/-raum 41, 52, 53, 57, 60, 64, 65
Brustwirbel 40 ff.
Burmeister, Mary 11 f.

C

Cholesterinspiegel, Probleme mit 72
Chaosharmonisierer 71

D

Daumen 21, 40
Denken, klares 63, 64, 65, 67, 69, 72
Dickdarm, Probleme mit 41, 65
Dickköpfigkeit 73, 75
Dünndarm, Probleme mit 42, 64
Durchblutungsstörungen, der Beine 84
Durchfall 55, 63, 85
Durchschlafstörungen 61, 113

E

Eifersucht 61, 71
Einschlafstörungen 61, 112

Einstellung 21, 22 ff., 39 f, 59
Ellbogenbeschwerden 58, 85
Eltern-Kind-Bindung 118
Energiebahnen 18, 21
Energiefluss aktivieren 20
Energiemangel 52, 68
Energiepunkte 18, 20 ff., 25
- Abbildungen 46, 47
Entgiftung 59, 68, 72
Entspannung 64, 75
Entwicklungsblockade/-verzögerung 51, 121
Epileptischer Anfall 54, 65
Erbrechen 86
Erkältung 50, 56, 86, 120
Erschöpfung 62, 71, 87
Erstverschlimmerung 26
Essstörungen 87, 120

F

Fettunverträglichkeit 89
Fieber 41, 50, 88 f.
Finger
- Beschwerden mit 58
- Organ-Energie zu 21, 39
- strömen 21, 38 ff., 41
Fortpflanzung, Probleme mit 55, 60, 63 f.
Freude/Lebensfreude 36, 59, 62
Frust/Frustration 37, 41, 74
Fußgelenk 62 f.
Füße, Beschwerden mit 41 f., 54, 56, 63, 65, 71, 81
Füße, taube 42

G

Gallenprobleme 41, 61, 63, 89, 90
Gedanken, frei fließen 72

Gedanken, kreisende 40, 68
Gehirnerschütterung 90, 120
Gelenkbeschwerden 53, 75, 91
Gesichtslähmung 68, 106
Gesundheitsvorsorge 24 ff.
Gewichtsproblem/-störung 40, 61, 67, 71, 93
Gicht 62, 70, 92
Gleichgewicht, inneres 10, 17, 25, 41 f., 53, 59, 61, 66
Gleichgewichtsproblem/-störung 42, 53, 67, 71
Grippe 48, 50
Gynäkologische Beschwerden 60, 104, 110

H
Halsschmerzen 41, 50, 93
Halswirbelsäule 51, 58
Hämorrhoiden 55, 94
Hände 12 ff.
- Beschwerden mit 58, 66
- Energie spüren/messen 14
Hände, taube 42
Handmitte 42
Harnwegsprobleme 66
Hass 60
Hautprobleme 55, 94, 120
Hauptzentralstrom 74 f.
Herpes, Lippen 95
Herzanfall s. Folder
Herzprobleme 42, 51, 57, 62, 67, 95, 96, Folder
Herzrhythmusstörung 62, 64
Herz-Dünndarm-Energie 42
Heuschnupfen 54, 56
Hexenschuss 58 f.
Hitzewallungen 97
Hörprobleme 40, 52
Hormonprobleme 58, 60, 69
Hüftbeschwerden 41, 49, 53, 56, 58, 70, 97

Husten 69, 86, 98, 120
Hyperaktivität 70, 71, 121

I/J
Immunsystem, geschwächtes 50, 60, 98
Intuition 13, 55, 64
Ischialgie 58, 59
Jungbrunnen 60

K
Kater 59
Karpaltunnelsyndrom 66, 73
Kehlkopfentzündung 57
Kinder strömen 118 ff.
Kinderkrankheiten (Infektionserkrankungen) 120
Kleiner Finger 21, 42
Kniebeschwerden 57, 62, 98
Knochenbeschwerden/-brüche 40, 42, 49, 62, 63, 121
Knochenmark 41
Konzentration, Probleme mit 51, 68, 121
Kopf, klarer 37, 51, 54
Kopfschmerzen 40, 48, 51, 52, 63, 65, 67, 100, 101
Krampfadern 62, 102
Krämpfe s. Folder
Krankheit 17 f., 23
Kreativität 36, 64
Kreislaufprobleme 57, 64, 70, 72, Folder
Kummer 39, 41
Kurzgriff 43, 45

L
Laune, gute 37, 74
Lebensfreude 36
Lebenskraft 49, 54, 72
Leber-Gallen-Energie 41
Leberprobleme 41, 59, 61, 63
Legasthenie 57, 63, 67
Lernschwierigkeiten 121

Loslassen 41, 74, 48, 52, 63
Lungen-Dickdarm-Energie 41
Lungenprobleme 41, 50, 56, 66, 69
Lymphsystem 50

M
Magen-Darm-Grippe/Infektion 48, 121
Magen-Milz-Energie 40
Magenprobleme 40, 54, 60, 66, 68, 102
Mangelgedanken 70
Meniskusbeschwerden 99
Migräne 41, 51, 104
Milzprobleme 40, 52, 61
Mittelfinger 21, 40
Mittelohrentzündung 108
Müdigkeit 36, 68, 72
Mudra 9, 56 f.
Murai, Jiro 9 ff., 17 f.
Muskelverspannung 40, 55, 63

N
Nabel 42
Nabel-Zwerchfell-Energie 42
Nackenbeschwerden 41, 50, 51, 58, 59, 60, 105
Narben 63
Nasenbluten 51, 121
Nasennebenhöhlen, Beschwerden mit 51, 56, 68, 106
Nebenwirkungen 25
Nerven 36, 42, 64
Nervenschmerzen, im Gesicht 106
Neuralgien 67
Neurodermitis 59
Niedergeschlagenheit 107

Nierenbeschwerden 40, 70, 107
Notfälle s. Folder

O
Öffnungsgriff 43
Ohnmacht 51, 64, 69
Ohrenbeschwerden 42, 67, 108, 109
Operationen 62
Organ-Energie 39
Osteoporose 49, 53

P
Panik 69
Parodontose 109
Perfektionismus 40
Physio-Philosophie 16 ff.
Prostatabeschwerden 55

R
Reaktionen, körperliche 26
Regulierung über Energiepunkte 18 ff.
Reiseübelkeit 121
Reizblase 83
Rheumatische Beschwerden 70, 110
Ringfinger 21, 41
Rückenbeschwerden 41, 49, 53, 56, 62, 65, 66, 110

S
Schilddrüse, Probleme 42, 60, 67
Schlafstörungen 51, 54, 61, 64, 65, 112, 113, 121
Schleimbeutelentzündung 73
Schleudertrauma 58, 59
Schluckauf 48
Schmerzen, allgemein 52, 63
Schnarchen 113
Schnupfen 121

Schock 51, 54
Schuldgefühle 58, 60
Schulkopfschmerz 121
Schulterprobleme 40, 52, 58
Schulterverspannung 59, 60
Schwangerschaft 27, 58
Schwindel 53, 54, 64, 68, 114
Sehnen, Probleme mit 63
Sehnenscheidenentzündung
Selbstbewusstsein 48, 68
Selbstfindung 73
Selbsterkenntnis 23, 45, 49, 56, 72
Selbstmordgedanken 51
Selbstsucht 70
Sexuelle Probleme 60
Sicherheitsenergieschlösser 18
Sodbrennen 40, 61, 103
Sonnenbrand 120
Sorgen 36, 40, 48, 54
Spannungskopfschmerz 40, 48
Stimmungsschwankung 68
Stirn, Schmerz in 101
Stirnhöhlenentzündung 101
Stoffwechselstörungen 72
Stottern 57
Stress 36 f., 40, 64, 73
Strömanleitung 27
Strömsequenz 74 f.
Süchte 60, 70

T
Tennisarm 66, 71
Therapeut 28 f.
Toleranz 59
Tinnitus 40, 42
Trauer/Traurigkeit 41
Trigeminusneuralgie/-schmerzen 67, 68, 106

U
Übelkeit 54, 114, 121
Übererregbarkeit 72
Überlastung, Gelenke 92
Überlastung, psychische 93
Unentschlossenheit 41
Unfall-Trauma 51
Unwohlsein 73

V
Verbrennungen s. Folder
Verdauungsbeschwerden 40, 48, 49, 52, 54, 62, 66, 68
Verschlucken s. Folder
Verspannungen 40, 50, 51, 53, 55, 59, 60, 63, 105, 112
Verstellung 39, 40
Verstauchungen 62, 91
Verstopfung 55, 63, 115
Verwirrung 71
Verzweiflung 42
Vitalitätsmangel 57
Völlegefühl 103

W
Wadenkrämpfe 55, 115
Warnsignale 16
Wasserlassen 55, 63
Wetterfühligkeit 69
Wirbelsäulenprobleme 40, 41, 42, 53
Wunden 42, 116, Folder
Wut 36, 39, 41

Z
Zähneknirschen 117
Zahn-/fleischprobleme 40, 68, 117
Zeigefinger 21, 40
Zwang/Zwanghaftigkeit 40, 68
Zwerchfell, Probleme mit 42
Zittrigkeit 71

Impressum

© 2012 GRÄFE UND UNZER VERLAG GmbH, München

Aktualisierte und erweiterte Neuausgabe von Jin Shin Jyutsu, GRÄFE UND UNZER VERLAG 2005, ISBN 978-3-7742-6740-4

Alle Rechte vorbehalten. Nachdruck, auch auszugsweise, sowie Verbreitung durch Bild, Funk, Fernsehen und Internet, durch fotomechanische Wiedergabe, Tonträger und Datenverarbeitungssysteme jeder Art nur mit schriftlicher Genehmigung des Verlages.

Projektleitung: Reinhard Brendli (Neuausgabe), Barbara Fellenberg (Erstausgabe)

Lektorat: Rita Maria Güther (Neuausgabe), Barbara von Wirth (Erstausgabe)

Umschlaggestaltung und Layout: independent Medien-Design, Horst Moser, München

Herstellung: Petra Roth

Satz: griesbeckdesign, München

Lithos: Repro Ludwig, Zell am See

Druck: Firmengruppe APPL, aprinta Druck, Wemding

Bindung: Firmengruppe APPL, sellier Druck, Freising

ISBN 978-3-8338-2304-6

2. Auflage 2012

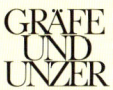

Bildnachweis

Fotoproduktion: Nicolas Olonetzky (Make-up: Arno Humer)
Für die freundliche Unterstützung der Fotoproduktion ein Dankeschön an:
Japanalia, München; Kokon GmbH, München

Weitere Fotos und Illustrationen: Medicalpicture: S. 15; Privat: S. 4 (unten) Johannes Rodach: Umschlagvorderseite, S. 4 (oben)

Syndication: www.jalag-syndication.de

Wichtiger Hinweis

Alle Ratschläge, Anwendungen und Übungen in diesem Buch wurden von den Autorinnen sorgfältig recherchiert und in der Praxis erprobt. Dennoch können nur Sie selbst entscheiden, ob und inwieweit Sie diese Vorschläge umsetzen können und möchten. Lassen Sie sich in allen Zweifelsfällen zuvor durch einen Arzt oder Therapeuten beraten. Weder Autorinnen noch Verlag können für eventuelle Nachteile oder Schäden, die aus den im Buch gegebenen praktischen Hinweisen resultieren, eine Haftung übernehmen.

Umwelthinweis

Dieses Buch ist auf PEFC-zertifiziertem Papier aus nachhaltiger Waldwirtschaft gedruckt.

Dank

Ein herzliches Dankeschön an alle Freunde und Patienten, an Petra Fode, Erhard Knabe, Monika Kutsch und Claudia Krug fürs Probelesen, an unsere Familien, besonders an Bonnie, Annika und Tobias, die oft zurückstehen mussten, und an Andreas, der uns liebevoll umsorgt hat.

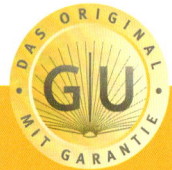

Unsere Garantie

Mit dem Kauf dieses Buches haben Sie sich für ein Qualitätsprodukt entschieden. Wir haben alle Informationen in diesem Ratgeber sorgfältig und gewissenhaft geprüft. Sollte Ihnen dennoch ein Fehler auffallen, bitten wir Sie, uns das Buch mit dem entsprechenden Hinweis zurückzusenden. Gerne tauschen wir Ihnen den GU-Ratgeber gegen einen anderen zum gleichen oder zu einem ähnlichen Thema um.

Liebe Leserin und lieber Leser,

wir freuen uns, dass Sie sich für ein GU-Buch entschieden haben. Mit Ihrem Kauf setzen Sie auf die Qualität, Kompetenz und Aktualität unserer Ratgeber. Dafür sagen wir Danke! Wir wollen als führender Ratgeberverlag noch besser werden. Daher ist uns Ihre Meinung wichtig. Bitte senden Sie uns Ihre Anregungen, Ihre Kritik oder Ihr Lob zu unseren Büchern. Haben Sie Fragen oder benötigen Sie weiteren Rat zum Thema? Wir freuen uns auf Ihre Nachricht!

GRÄFE UND UNZER VERLAG
Leserservice
Postfach 86 03 13
81630 München

Wir sind für Sie da!
Montag–Donnerstag: 8.00–18.00 Uhr
Freitag: 8.00–16.00 Uhr
Tel.: 0180 - 500 50 54*
Fax: 0180 - 501 20 54*
E-Mail: leserservice@graefe-und-unzer.de

*(0,14 €/Min. aus dem dt. Festnetz,
 Mobilfunkpreise maximal 0,42 €/Min.)

Neugierig auf GU?
Jetzt das GU Kundenmagazin und die
GU Newsletter abonnieren.

Wollen Sie noch mehr Aktuelles von GU erfahren, dann abonnieren Sie unser kostenloses GU Magazin und/oder unseren kostenlosen GU-Online-Newsletter. Hier ganz einfach anmelden:
www.gu.de/anmeldung

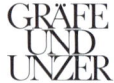

Ein Unternehmen der
GANSKE VERLAGSGRUPPE